WEGWEISER DURCH DIE WELT DER KOSMETIKA

EINE KRITISCHE AUSEINANDERSETZUNG MIT HÄUFIG VERWENDETEN INHALTSSTOFFEN

2. Auflage, 2019

www.junglück.de

INHALTSVERZEICHNIS

EINLEITUNG

In Europa werden Kosmetika als *„Stoffe oder Gemische, die dazu bestimmt sind, äußerlich mit den Teilen des menschlichen Körpers (Haut, Haare, Nägel und Lippen) oder mit den Zähnen und den Schleimhäuten der Mundhöhle in Berührung zu kommen, und zwar zu dem ausschließlichen oder überwiegenden Zweck, diese zu reinigen, zu parfümieren, ihr Aussehen zu verändern, sie zu schützen, sie in gutem Zustand zu halten oder den Körpergeruch zu beeinflussen"* deklariert [1].

Damit werden Kosmetika nicht hinsichtlich der Inhaltsstoffe definiert, sondern lediglich in Bezug auf den Zweck. Das schafft viel Gestaltungsraum für Gemische aus unterschiedlichen Rohmaterialien. In Zeiten, in denen die technologischen, genetischen und biochemischen Möglichkeiten rasant wachsen und der Mensch immer älter wird, andererseits aber die Anzahl an (Haut-) Erkrankungen stetig wächst und zugleich die Umwelt sich merklich ändert, sind wir gezwungen, uns immer wieder zu fragen, ob das so richtig ist, was wir tun. Stoffe, die wir tagtäglich auf unser größtes Organ auftragen, sind zum Teil noch gar nicht endgültig erforscht.

Wir bewegen uns im Sinne des Anti-Agings in Mikrosphären und wissen doch noch nicht wirklich, was passieren kann, wenn bestimmte Stoffe die natürliche Hautbarriere überwinden.

Wer jetzt schon diesen Almanach genervt an die Wand pfeffern möchte, dem sei gesagt: *Mach's nicht!* Hier wird es nicht um die große Panikmache gehen, um ein weiteres Skandälchen, eine gewagte Anarchie, die alle lieb gewordenen Gewohnheiten über Bord werfen soll oder einen mächtigen, virtuellen Zeigefinger, der alles verteufelt, was war. Uns ist es wichtig, dass es unseren Kunden mit unseren Produkten gut geht und sie über die Wirkungsweise und die Inhaltsstoffe von Kosmetika aufgeklärt sind.

Uns geht es darum, den Menschen eine Entscheidungsmöglichkeit zu bieten, die auf Wissen beruht. Wir wollen diejenigen, denen ihre Gesundheit wichtig ist, die aber ebenso ein Herz für die Natur und die Zukunft unserer Erde haben, einige entscheidenden Informationen an die Hand geben, mit denen sie sozusagen „*gut*" von „*böse*" unterscheiden können. Wir wollen den Preis für die Schönheit offenlegen, beide Seiten der Medaille zeigen.

Was genau heißt das? Stelle Dir einmal vor, Du hast gerade den letzten Tropfen Deines Shampoos verbraucht und brauchst nun ein neues. Du gehst in Deinen Drogeriemarkt und siehst Dich mit einem schier unendlichen Angebot an Haarpflegemitteln konfrontiert.

Du als Verbraucher hast jetzt die mühevolle Aufgabe zu prüfen, welches Shampoo für Dein Haar gerade richtig ist. Wir von Junglück® würden unserer Auswahl einen kompletten Fragenkatalog zugrunde legen:

- für welches Haar wurde das Produkt konzipiert?
- welche Inhaltsstoffe enthält es und in welcher Reihenfolge sind diese aufgeführt (von oben nach unten absteigend in der Konzentration)?
- woher stammen die Inhaltsstoffe (chemisch-synthetisch, natürlich, aus kontrolliertem Anbau, raffiniertes/natives Öl, Herkunftsland, ökologisch vertretbar)?
- wurde das Produkt an Tieren getestet?
- wie gut sind die Inhaltsstoffe abbaubar?
- wird das Unternehmen von neutralen Instanzen auditiert/zertifiziert?
- aus welchem Material ist die Verpackung?
- wie ist das Produkt konserviert?

- enthält es Parabene, Duft-, Farb- oder Konservierungsstoffe, Silikon, Palmöl, Sulfate, Mikroplastik usw.?
- wie wirkt es, welchen Nutzen hat es für die Haut?
- kann ich dem Hersteller vertrauen?

Vielleicht wirst Du jetzt sagen, es handle sich doch nur um ein einziges Shampoo, wozu also der ganze Aufwand? Dann stelle Dir bitte vor, dass jedes Produkt ein Teil eines diffizilen Kreislaufes ist. Nehmen wir das Beispiel *„Palmöl"*, von dem viel und gerne geredet wird. Wenn Palmöl in Deinem Shampoo enthalten ist, kann das weitreichende Konsequenzen für die gesamte Erdkugel haben. Im schlimmsten Fall wurde für dieses Shampoo der Raubbau an den Wäldern vorangetrieben, Flora, Fauna und Klima haben sich nachhaltig verändert, Naturvölkern wurde ihre Lebensgrundlage genommen (Nahrung, Arbeitsplätze, Kulturen) und schlussendlich hat sich vermutlich die Erdatmosphäre noch ein winziges bisschen mehr erwärmt.

Obwohl Palmöl super für Haut und Haare, lange haltbar, voller guter Vitalstoffe und dazu noch für die Hersteller sehr günstig ist, kann die Nachfrage nach diesem Öl zur Zerstörung unserer Umwelt und der Zukunft unserer Kinder beitragen. Die Nachfrage bestimmt nun mal das Angebot.

Palmöl kann aber auch Ausgangsstoff für Tenside (waschaktive Substanzen), Glyzerin und Stabilisatoren sein, was wir als Kunden natürlich nicht mehr kontrollieren können. Es gibt aber sehr wohl auch nachhaltige Palmöl-Produktionen, die auf nachhaltige Anbaumethoden setzen, ohne Regenwaldrodung, und dem Ziel, Umweltschäden zu vermeiden. Anhaltspunkt hierfür ist bspw. die vom WWF ins Leben gerufene RSPO-Zertifizierung [2].

Dass Shampoo waschaktive Substanzen (vorwiegend Tenside) enthält, macht Sinn. Wir machen uns dabei aber vor, dass viel Schaum mit einer besonders guten Waschleistung gleichzusetzen ist. Dem ist leider nicht so. Manchen Produkten werden sogar extra Schaumbildner zugesetzt, weil die Hersteller um diesen subjektiven Effekt wissen. Synthetische Tenside und andere Bestandteile des Shampoos werden mit dem Spülwasser in den Ausguss gespült. Sie gelangen in die Erde und in den Boden. Stelle Dir nur mal die Massen an Chemikalien vor, die tagtäglich durch das Abflussrohr fließen. Das müsste nicht sein, weil es inzwischen genügend natürliche und vor allem umweltverträgliche Alternativen gibt [3].

Im Hinblick auf die Wirksamkeit eines Produktes sollte man eigentlich nicht nur jeden einzelnen Wirkstoff, sondern auch die Gesamtkomposition dechiffrieren. Wie interagieren die Stoffe, verstärken oder hemmen sie sich vielleicht? Können giftige Reaktionsprodukte entstehen oder bauen sich Wirkstoffe vollständig und viel zu schnell ab?

Machen wir einmal einen beispielhaften Exkurs in die Ernährung. Ein gutes Beispiel für widersinnige Produkte wäre ein fiktiver Smoothie mit ordentlicher Zucker- und Koffein-Beimischung. Der Gemüse-/Obstdrink ist voller Nähr- und Vitalstoffe, Antioxidantien, Mineralien. Das ist schon mal gut. Koffein hemmt aber leider die Aufnahme von Eisen und erhöht die Ausscheidung von Kalzium und Magnesium. Der Zucker lässt den Organismus verstärkt Kalzium und Chrom ausscheiden. Beide, also Koffein und Zucker, bauen das für den Körper so wichtige Vitamin B1 ab. Dieser Smoothie, egal wie schön verpackt und wohlklingend, ist an Redundanz kaum noch zu übertreffen. Der Durchschnittskunde weiß von all dem nichts und bezahlt daher fleißig enorme Preise für seine tägliche Portion an Obst/Gemüse.

Auch die Verpackung können wir nicht ignorieren, denn wir Menschen und die Umwelt drohen an Plastik zu ersticken. Die Herstellung kostet enorme Energie, ganz zu schweigen vom CO_2-Ausstoß, der mit der Verarbeitung einhergeht.

Warum nicht einmal nach alternativen Verpackungsmaterialien suchen? Aber Vorsicht: je nachdem, welche Wirkungen durch welche Stoffe versprochen werden, ist die Art der Verpackung elementar.

Steht da z.B. *„Schutz und Regeneration von Kopfhaut und Haare durch Antioxidantien"*, macht eine durchsichtige Plastikverpackung wenig Sinn. Die Antioxidantien werden peux à peux durch die Lichtstrahlen zerstört. Davon abgesehen ist die Oberfläche von Plastik im Mikroskop rau, d.h. sie können Stoffe aus dem Produkt binden und ggf. mit dem Produkt interagieren.

Im Falle einer Gesichtscreme ist z.B. die Grenzfläche zwischen Produkt und Umgebungsluft ein entscheidendes Selektionskriterium dafür, wie viele Konservierungsstoffe beigegeben werden müssen. Denn umso größer die Verbindungsfläche, umso höher die Gefahr der Verkeimung. Daher macht es mehr Sinn, die Produkte inhaltsstoffgerecht in entsprechende (idealerweise UV-geschützte) Behältnisse zu verpacken, als mit einem Übermaß an Konservierungsstoffen zu jonglieren.

Natürlich leben wir in einer großartigen Zeit, die viele Möglichkeiten bietet und das Angebot täglich vergrößert.

In der Kosmetik ist heute möglich, was man sich vor wenigen Jahren niemals hätte vorstellen können: Reife Haut wird mit Hilfe von Botox quasi über Nacht zu einer superglatten Zeitlos-Leinwand. Unseren kurzen Wimpern verhelfen wir mit künstlichen Wimpern zu denen einer Diva und stumpfe, kraftlose Haare erstrahlen mit Spezialprodukten in glanzvoller, dichter Pracht. Das ist toll und verbessert wirklich unsere Lebensqualität - wenn wir wissen, was wir tun und uns bewusst dafür entscheiden! Heutzutage leben wir nicht mehr nach dem Motto *„mach‘ Salbe drauf, das wird schon."* Nein, heute müssen wir lernen, INCIs zu übersetzen und uns bewusst für nachhaltige Produkte, die uns und unsere Umwelt nicht zu stark belasten, entscheiden.

Die große Vielfalt, chemisch-synthetische Innovationen und der Wunsch danach, Produkte zu verwenden, die einfach nur gut sind, machen unser Leben nicht unbedingt einfacher. Wir können uns nicht einfach auf Werbeaussagen verlassen, sondern müssen uns aktiv mit der Thematik auseinandersetzen, um wirklich wissen zu können, was wir da eigentlich jeden Tag verwenden.

Slogans wie *„jetzt parabenfrei“* oder *„ohne Silikone“* sind in. Reicht Dir das als Auszeichnung für Deine tägliche Pflegeroutine? Uns reicht es nicht. Wir wollen keine Produkte mehr, die nur schöner Schein und in Wirklichkeit schädlich für Umwelt und Gesundheit sind.

Obwohl laut Kosmetikverordnung keine Studien zum Beweis der Verträglichkeit durchgeführt werden müssen, sollten wir sichergehen, dass die Produkte, die wir als Verbraucher verwenden keine unangenehmen Risiken bergen. Daher empfiehlt es sich auf unabhängige Gütesiegel von Instituten wie der „Dermatest GmbH“, die sich auf die wissenschaftliche Überprüfung der dermatologischen Verträglichkeit von Produkten spezialisiert haben, zu achten [4].

Die rasante Entwicklung neuer synthetischer (Anti-Aging-) Superstoffe und die Nutzung von Vehikeln/Carrier, die die Hautbarriere überwinden und Stoffwechsel, Gewebebildung, Regenerationsvermögen oder das Haarwachstum beeinflussen können, vergrößert nun mal die Möglichkeiten unvorhersehbarer Nebenwirkungen. Jeder Zauber hat leider auch seinen Preis.

Was wollen wir also? Wir wollen Kosmetika, die der Sensibilität der Haut gerecht werden, herausragend wirken, mit den Selbstheilungskräften der Haut bzw. des Körpers kooperieren, die Umwelt nicht belasten und ohne Teppich und Besen offen, ehrlich und nachvollziehbar deklariert sind. Wir wollen verstehen, anstatt geblendet zu werden. Mit diesem Kompendium wollen wir eine Hilfestellung für den verantwortungsbewussten Umgang mit Kosmetika geben. Also wagen wir uns an die Details.

1

UNSERE HAUT

FUNKTION, BEDÜRFNISSE UND DAS ALTERN

Bevor wir uns der Kosmetik und ihren Inhaltsstoffen widmen, sehen wir uns zunächst einmal unsere Haut genauer an. Das größte Organ des Menschen nimmt viele Sinneseindrücke wahr, wie Wärme, Kälte, Streicheln, Druck und Verletzung. Gleichzeitig ist sie ein Barriere- und Transportorgan, das im ständigen Austausch mit der Umwelt steht und schädliche Stoffe abwehrt, nützliche in den Körper schleust. Ohne unsere Haut wären wir schutzlos allen Umwelteinflüssen ausgeliefert und - davon abgesehen - nicht lebensfähig.

Ein Hauterneuerungszyklus dauert etwa vier Wochen. Neu gebildete Hautzellen werden in der untersten Schicht gebildet und dann zur Oberfläche geschoben.

In der Zwischenzeit sind die oberen Hautzellen abgestorben und werden abgestoßen, während sich in der Tiefe der Haut bereits wieder neue bilden.

Im Laufe der Jahre scheint die Haut immer mehr Richtung Erdachse zu fallen. Sie wird dünner, trockener und verliert an Spannkraft. Auch ihre Regenerationskraft lässt nach, so dass sie sich von aggressiven Einflüssen nicht mehr so schnell erholt. Schließlich kommt es an den Stellen häufiger Muskelbewegungen zu Falten, die sich unwiderruflich eingraben. Das ist Schicksal und wird vermutlich über kurz oder lang einmal jeden von uns ereilen.

Aber durch eine gesunde Lebens- und Ernährungsweise können wir diesen Prozess hinauszögern. Obst und Gemüse sind voller Antioxidantien, die dafür sorgen, dass freie Radikale neutralisiert werden, bevor sie unsere Zellen und Erbanlagen schädigen können.

Viel Bewegung an der frischen Luft verstärkt nicht nur die Ausschüttung von Glückshormonen, sondern bereichert die Haut auch mit Sauerstoff und Energie. Wer es dann noch schafft, auf Genussgifte, wie Tabak und Alkohol zu verzichten und ausreichend Schlaf genießt, der hat schon eine gute Grundlage für eine schöne Haut gelegt - selbst im Alter.

Was jetzt noch fehlt, ist eine hochwertige, aber maßvolle Pflege, die u.a. in Menge und Reichhaltigkeit an die individuellen Hautbedürfnisse angepasst ist. Zu wenig reicht vielleicht nicht, zu viel kann die Haut überlasten. Die Poren, über die der Schweiß verdunstet, dürfen nicht zugekleistert werden, die Haut selbst muss *„atmen"* können. Was die Pflege allerdings nicht leisten kann, ist eine ungesunde Lebensweise zu kompensieren. Sie kann aber den Hautstoffwechsel, die Barrierefunktion und das stützende Elastin- und Kollagennetz der Haut stärken und sie mit Feuchtigkeit versorgen. Feuchtigkeit erhält die Haut außerdem von innen, wenn man denn genügend Flüssigkeit aufnimmt.

1.1 DER AUFBAU DER HAUT

Unsere Haut ist in Schichten aufgebaut, die jeweils eine ganz spezifische Funktion haben. Die zur Außenwelt gerichtete Seite ist die Epidermis, eine tote Schicht, die aus abgestorbenen Zellen besteht, aber nicht funktionslos ist. Sie bilden eine Art Schutzschild, das die Haut vor Keimen und Feuchtigkeitsverlust schützt.

Unter der Epidermis liegt die Dermis, die neue Zellen nachproduziert und von daher sehr aktiv ist. Sie ist von Blut- und Lymphbahnen sowie Nervenenden durchzogen, durch die der Stoffaustausch vonstatten geht und Reize gemeldet werden können. Die ebenfalls darin enthaltenen Talgdrüsen überziehen die Haut mit einem hauchdünnen Fettfilm, so dass sie schön weich und geschmeidig bleibt. Darüber hinaus enthält die Dermis Haarfollikel und Schweißdrüsen. Fett- und Bindegewebe in der Subcutis sorgen für Elastizität und Widerstandsfähigkeit der Haut. Diese Gewebestrukturen sind der Ort der Faltenentstehung.

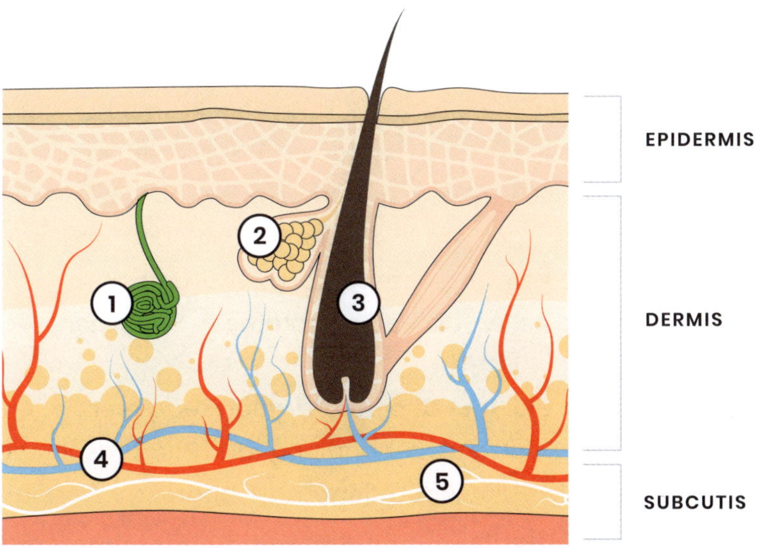

(1) SCHWEISSDRÜSE (2) TALGDRÜSE (3) HAARFOLLIKEL

(4) NERVEN, BLUT- & LYMPHBAHNEN (5) FETT- & BINDEGEWEBE

1.2

DIE HAUT ALS SPIEGEL

Wenn es uns körperlich, aber auch seelisch nicht gut geht, zeigt sich das äußerlich ganz schnell an der Haut, und zwar insbesondere an den Stellen, an denen sie besonders dünn ist, wie um die Augen. Auch die Kopfhaut reagiert schnell auf einen unau gewogenen Stoffwechsel, auf eine Übersäuerung des Körpers oder Funktionsstörungen der Organe. Neben den Symptomen von Hauterkrankungen, Hormonungleichgewichten, Feuchtigkeitsmangel und Infektionen, die sich direkt in Form von juckender, schuppender, trockener, entzündlicher oder aknöser Haut zeigen, kann eine ungewöhnlich blasse, geschwollene oder irritierte Haut auf Funktionsstörungen im Körper hindeuten. In diesem Fall kann kein Kosmetikum der Welt helfen, da die Ursache systemisch ist. Es gilt bei ernsthaften Hautbeschwerden also immer, einen Arzt zu konsultieren. Erst wenn der Arzt die Ursache gefunden und ggf. behandelt hat, können spezielle Kosmetika unterstützende Hilfe leisten und helfen, die Hautsymptome zu beruhigen.

Alternativ kann die Haut aber auch irritiert reagieren, wenn wir durch eine falsche Behandlung die Barriereschicht schwächen, die Haut überpflegen, zu aggressiv behandeln oder zukleistern.

Die Haut muss atmen können, die Pflege auf die Hautbedürfnisse angepasst werden und diese können sich ständig ändern. Ideal ist, wenn wir die Haut in ihrer natürlichen Funktion unterstützen, sie zur Selbstheilung animieren und ihre Abwehr stärken. Die Pflege sollte der Haut sozusagen „Bausteine" zur Verfügung stellen, ihren pH-Wert regulieren und ihren Stoffwechsel anheizen, der Rest geschieht praktisch von alleine.

ALLES RUND UM DIE KOSMETIK 2
SEIT INCI VERSTEHEN WIR NUR BAHNHOF

Seit 1999 müssen in der EU Inhaltsstoffe von Kosmetika in einer international einheitlichen Nomenklatur (genannt INCI) deklariert werden. Die EU-Verordnung stellt sicher, dass Inhaltsstoffe ordnungsgemäß gekennzeichnet sind und neue Stoffe offiziell gemeldet werden. Sie verbietet Wirkversprechen, die nicht eindeutig bewiesen sind. Zur Sicherheitsbewertung müssen die Hersteller vor der Vermarktung ein umfangreiches Dossier bei den Behörden einreichen, das INCIs, die Hygienestandards, die standardisierten Arbeitsanweisungen (SOPs) und die Sicherheit aller verwendeter Rohstoffe belegen.

Der Konsument ist mittlerweile einer Fülle von mehr als 6.000 Stoffen ausgesetzt. Da ist es schwierig, das eine Allergen, gegen das eventuell eine Überempfindlichkeit vorliegt, zu erkennen, da es sich hinter lateinischen Namen und winzigen Molekülderivaten verstecken kann. Für den Laien ist es also sehr schwierig, hier den Überblick zu behalten.

2.1 DIE INHALTSSTOFFANGABE

Da Inhaltsangaben aus schwer verständlichen Fachbegriffen bestehen, versteht der Laie schnell nur noch Bahnhof und orientiert sich also zwangsläufig daran, was gerade in der Presse publik gemacht wird. Inzwischen ist bekannt, dass Parabene, Silikone, Konservierungsstoffe und synthetisches Parfüm kritisch zu sehen, wenn nicht sogar schädlich sind. Aber selbst wenn man das grundsätzlich weiß, kennt man nicht automatisch alle Vertreter mit Namen. Schließlich muss man auch das Gesamtprodukt betrachten, denn viele Wirkungen und Nebenwirkungen variieren mit der Konzentration.

TIPP Die Liste der Inhaltsstoffe ist nach der Menge der Einzelstoffe im Gesamtprodukt sortiert. Ganz oben steht die Zutat mit der höchsten Konzentration, ganz unten die mit der geringsten.

Alle Stoffe in geringerer Konzentration (also unter einem Prozent, wie z.B. Farbstoffe) dürfen am Ende der Liste und in beliebiger Reihenfolge genannt werden. Doch Vorsicht: Bei manchen Inhaltsstoffen, wie bei Retinol oder Vitamin C reicht schon eine geringe Menge aus und ein *„zu viel“* ist eher schädlich als gut, so dass diese Stoffe natürlicherweise eher im hinteren Teil der INCI-Liste zu finden sind.

Der Liste der Inhaltsstoffe kann man jedoch nicht entnehmen, wie die Stoffe miteinander interagieren, sei es, dass sie sich gegenseitig verstärken oder hemmen. Manchmal kumulieren (reichern sich an) die Stoffe im Körper oder haben sogar einen hormonähnlichen Effekt, d.h. sie verteilen sich über das Blut im gesamten Organismus und lösen an den Zielzellen oft noch nicht erforschte Reaktionen aus.

Wir wollen mit unserem Kompendium einen Überblick geben, können uns dabei aber nur auf die am häufigsten genutzten Inhaltsstoffe beschränken, sonst würde es eine nahezu unendliche Geschichte werden. Alle Stoffe haben mit anderen etwas gleich, sei es in der Funktion/Wirkung oder in der Stoffklasse. Wir werden daher nach diesem gemeinsamen Nenner suchen und einander ähnliche Stoffe kategorisieren. Soweit möglich, weisen wir auf ganz typische Erkennungsmerkmale hin, z.B. spezifische Endungen im Namen. Das hat den Vorteil, dass man nicht mehr den gesamten Namen analysieren, sondern stattdessen einfach auf die entsprechenden Signale achten muss.

ÜBERBLICK ÜBER VERSCHIEDENE INHALTSSTOFFKLASSEN

3

Um zu verstehen, womit wir unsere Haut und unser Haar behandeln, schauen wir uns in diesem Kapitel einige besonders kritische Inhaltsstoffklassen genauer an.

TENSIDE – VIEL SCHAUM UM NICHTS?

3.1

Tenside (waschaktive Substanzen) machen es möglich, dass sich Fette und Wasser zu einer Emulsion verbinden. So lösen sie Schmutz- und Fettablagerungen von Haut und Haar.

Seifen sind natürliche Tenside und haben aufgrund ihrer Effizienz und guten Umwelt- und Hautverträglichkeit eine lange Tradition. Sie bestehen aus dem Reaktionsprodukt von natürlichen (z.B. tierischen wie Rindertalg, Schmalz, Knochenfett oder pflanzlichen wie Kokosfett, Oliven- oder Palmöl) Fetten und basischen (Alkali-) Laugen. Diese ursprünglichen/einfachen Tenside sind inzwischen aber durch eine Auswahl neuerer in den Hintergrund gedrängt worden.

Bei Reinigungsprodukten machen Tenside/Seifen meist den Hauptbestandteil des Produktes aus. Ihre Wirkung beruht auf ihrer besonderen Struktur aus einem fettliebenden (lipophilen) und einem wasserliebenden (hydrophilen) Teil.

Sie bieten also zwei völlig gegensätzliche Pole und verbinden, was sich eigentlich nicht verbinden lässt. So haften sie mit dem lipophilen Anteil an fettähnlichen Stoffen, mit dem hydrophilen an wässrigen. Was sich daraus bildet, sind sogenannte Mizellen, mikroskopisch kleine Fett-Schmutz-Tröpfchen, die frei im Wasser umherschwimmen. Dadurch, dass sie ein geladenes Ende haben, wird verhindert, dass die Mizellen zu größeren Strukturen zusammenballen und sich wieder absetzen.

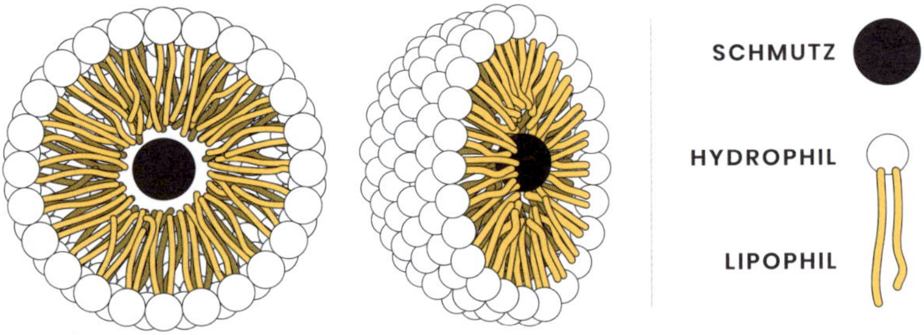

Am Ende werden diese Komplexe aus Schmutzteilchen und Tensiden mit dem Wasser weggespült [5].

Mancherorts hat das Wasser einen hohen Härtegrad, also einen hohen Gehalt an Calcium- und Magnesiumionen. Diese Ionen blockieren die wasserlöslichen Enden der Mizellen und mindern damit die Reinigungswirkungen. Stattdessen bilden sich unlösliche Kalkseifen [6]. Aus diesem Grunde werden insbesondere Seifen heute nicht mehr in Waschmitteln genutzt, sondern, wenn überhaupt, lediglich noch zur Reinigung des Körpers.

Die Tenside wiederum können unterschiedliche Ladungen und damit spezifische Eigenschaften haben. So nutzt man beispielsweise die:

- kationischen (positiv geladenen) Tenside als Weichspüler, Desinfektionsmittel
- anionischen (negativ geladenen) Tenside als Seifenreiniger
- amphoteren (positiv und negativ geladenen) Tenside als Geschirrspülmittel
- nichtionischen (neutralen) Tenside als Fettlöser, Sanitärreiniger

[5]

Synthetische Tenside können auch auf Basis von Erdöl hergestellt werden. Sie sind mehr oder weniger gut biologisch abbaubar. Zwar wird behördlich die Konzentration im Trinkwasser regelmäßig kontrolliert, doch über die gesundheitliche Wirkung der z.T. giftigen Abbauprodukte weiß man noch relativ wenig [7].

Seifen haben gegenüber den modernen synthetischen Tensiden einen entscheidenden Nachteil: Sie besitzen nur etwa ein Viertel der Waschkraft. Um ein vergleichbares Ergebnis zu erhalten, bräuchte man also das Vierfache an Seife, eine Menge, die in Form von Kalkseife die Kläranlagen und Gewässer erheblich belasten würde. Dafür haben reine Seifen aufgrund ihrer natürlichen Inhaltsstoffe ein geringeres Allergiepotential als synthetische Tenside.

3.2 SULFATE - DIE AGGRESSIVSTEN UNTER DEN TENSIDEN

Sulfate sind die Stoffe, die einen entscheidenden Anteil am Wellnesseffekt von Schaumbädern, Shampoos, Zahnpasta haben, indem sie wunderbar schäumen. Diesen Effekt wollen wir nicht missen, vermittelt er doch ein Maß für die Reinigungskraft eines Produktes.

Die Sodium (Natrium)-Lauryl Sulfate (SLS) sind spezielle Vertreter der Tenside, sie setzen die Oberflächenspannung von Flüssigkeiten herab und ermöglichen deren Mischung. Sie werden aus Schwefelsäure gewonnen und bilden derart viel Schaum, dass sie mitunter mit Entschäumern kombiniert werden. Darüber hinaus binden sie durch ihre negative Ladung Schmutzteilchen, Bakterien und Viren sehr gut.

INCI-LISTE DER SULFATE 3.2.1

Man findet die SLS und verwandte Stoffe in der Liste der Inhaltsstoffe eines Produktes meist an vorderster Front. Sie sind beispielsweise zu finden unter den INCIs:

- Ethersulfat
- Natriumdodecylpoly-Oxyethylen
- Natriumlaurylethersulfat
- Natriumpolyoxyethylen (1-4) dodecylethersulfat
- Sodium (Natrium) Laureth Sulfate (SLES)
- Sodium (Natrium) Lauryl Sulfate (SLS, NLS)
- Sodium (Natrium) Dodecyl Sulfat.

Während der Produktion von Sodium Laureth Sulfate (SLES) kann karzinogenes Dioxan entstehen. Das Bundesgesundheitsamt hat zwar einen Grenzwert für Dioxan festgelegt, doch die Gefahr ist dadurch nicht gebannt. Anreizpunkte für den bevorzugten Einsatz sind ihr deutlich günstigerer Preis und die Effektivität im Vergleich zu manch anderem Tensid.

Sulfate kommen in vielen herkömmlichen Reinigungsprodukten für Gesicht und Körper vor, wie z.B. in:

- Badezusatz, Duschgel
- Conditioner
- Lotionen
- Reinigungsschaum
- Shampoo
- Seifen
- Zahnpasta

Darüber hinaus kommen sie in Wasch-, Spül-, Putz- und Schädlingsbekämpfungsmitteln, sowie in Lebensmitteln, wie Kakaopulver, vor.

VERTRÄGLICHKEIT DER SLS

3.2.2

Die Sulfate gehören zu den aggressivsten Tensiden überhaupt. Sie reinigen nicht nur sehr gründlich, sondern können dabei auch wichtige Hautfette entfernen und die Schleimhäute bei Kontakt schädigen. Dadurch kann die schützende Barriereschicht der Haut durchlässiger werden und Fremdkörper, wie Keime und Gifte, können in den Körper gelangen. Zudem kann die Haut dadurch an Feuchtigkeit verlieren und austrocknen.

Wie die Sulfate auf unseren Körper wirken, ist noch nicht ausreichend erforscht. Es wird allerdings vermutet, dass sie von den Organen absorbiert werden und Langzeitschäden verursachen können [8].

In den Hautarztpraxen mehren sich die Fälle, bei denen SLS-haltige Reinigungsprodukte im Verdacht stehen folgende Symptome hervorrufen zu können:

- Allergien, gereizte Haut, Juckreiz
- trockene Haut
- sprödes Haar und schuppige Kopfhaut
- Reizungen an der Mundschleimhaut, Aphten

[9]

3.2.3 BIOLOGISCHE ABBAUBARKEIT

Produkte, die wir zur Reinigung von Gesicht, Körper und Haaren benutzen gelangen über das Abwasser in unsere Flüsse und Böden.

Früher machten sich die unlöslichen Tenside in Form von Schaumbergen auf Seen und Flüssen bemerkbar. Das deutsche Wasch- und Reinigungsmittelgesetz regelte daraufhin, dass die Tenside zu mindestens 90 Prozent biologisch abbaubar sein müssen. Biologisch abbaubar ist ein Stoff immer dann, wenn er durch Mikroorganismen zu einfachen Stoffwechselprodukten zersetzt werden kann. Meist geschieht der Zersetzungsprozess durch Bakterien in Kläranlagen oder Gewässern [10].

TIPP Wer auf die biologische Abbaubarkeit der Stoffe achtet, leistet einen wertvollen Beitrag zum Erhalt einer gesunden Umwelt.

NATÜRLICHE ALTERNATIVEN ZU DEN SLS 3.2.4

Es gibt eine Vielzahl pflanzlicher Alternativen zu den Sulfaten. Sie sind gesundheitlich unbedenklich und sanfter zu Haut und Haar, schäumen aber in der Regel weniger, teilweise sogar gar nicht. Dies hat aber keinen Einfluss auf ihre Reinigungswirkung.

Alternativen bieten z.B.:

- Aktivkohle
- Eiweiße/Proteine oder waschaktive Aminosäuren (z.B. Hafereiweiß oder Acylglutamate, die sogar schäumen)
- Heilerde
- Kieselsäure (Silicia)
- Kokosglucoside
- Lavaerde
- pflanzliche oder tierische Fette (z.B. Kokosöl, Olivenöl)
- Zucker

> **MERKE** Schaum ist kein zuverlässiger Indikator für eine gute und hautverträgliche Reinigung.

3.3 UV-SCHUTZ – NICHT IMMER EIN SEGEN

Da Sonnenstrahlen die Haut vorzeitig altern und, je nach Exposition, auch ernsthaft schädigen können, warnen Ärzte schon lange vor ungeschütztem bzw. übermäßigem Sonnengenuss. Wer sich der Sonne unangemessen aussetzt, muss über kurz oder lang damit rechnen, dass die Haut Jahre später mit Flecken, Falten, Hautirritationen und -trockenheit und im schlimmsten Falle mit Hautkrebs reagiert. Seit einigen Jahren geht der Trend der Kosmetikindustrie dahin, dass nicht nur Spezialprodukte, sondern auch etwa jedes zehnte Tagespflege- bzw. Schönheitsprodukt Sonnenschutzfaktoren (UV-Filter) enthält. So sind wir nicht nur bei Sonnenschein, sondern auch im Herbst und Winter vor den UV-Strahlen geschützt, selbst wenn die Sonne tagsüber nicht zu sehen ist. Ist das sinnvoll?

3.3.1 WAS DER UV-SCHUTZ BEWIRKT

Wir brauchen das Sonnenlicht wie die Luft zum Atmen. Es ist wichtig für die Stimmung, aber auch für die Abwehrkräfte, den Stoffwechsel, die Durchblutung und die Vitalität.

Unsere Haut bildet den Farbstoff Melanin zum Eigenschutz. In der Zeit von der ersten Sonnenexposition bis zur ausgebildeten Bräune ist die Haut am anfälligsten gegenüber den UV-Strahlen. Empfindliche und helle Hauttypen sowie Kinderhaut sind dabei besonders gefährdet.

Das Sonnenlicht beinhaltet UV-A- und UV-B-Strahlen mit unterschiedlichen Reichweiten. UV-A-Strahlen dringen tief in die Haut ein und können ernsthafte und langfristige Hautschäden verursachen. Sie können das Erbgut der Zellen sowie das stützende Kollagen- und Elastinfasernetz schädigen. Das hauteigene Immunsystem kann aufgrund der Schäden durch die Strahlen die entarteten Zellen nicht mehr identifizieren und beseitigen. Hautkrebs droht.

Die UV-B-Strahlen verursachen Sonnenbrand an der Hautoberfläche und können damit die Barrierefunktion der Haut schädigen. Die Haut wird zunehmend trockener, schuppiger und empfindlicher. Zugleich sind sie aber für die Bildung des wichtigen Vitamin D zuständig.

Die Sonnenschutzfilter sollen die negativen Folgen ungeschützten Sonnengenusses vermeiden, indem sie die schädigenden UV-Strahlen abfangen.

Aber sogar ein Sonnenblocker nützt nur peripher, wenn er keinen UV-A-Schutz beinhaltet. Der Lichtschutzfaktor (LSF, auch SPF (Sun Protection Factor)) gibt den UV-B-Schutz an. Laut EU-Empfehlungen soll der UV-A-Schutz ein Drittel des UV-B-Schutzes haben. Vorhandener UV-A-Schutz kann anhand des UV-A-Siegels (UV-A-Symbol im Kreis) oder der Angabe des genauen Schutzfaktors erkannt werden.

> **MERKE** Sonnencremes mit UV-B-Schutz schützen zwar vor Sonnenbrand, aber nicht vor den für Langzeitschäden verantwortlichen UV-A-Strahlen. Daher unbedingt auf das UV-A-Schutz-Siegel achten.

3.3.2 MINERALISCHE (PHYSIKALISCHE) FILTER

Mineralische Filter haben den Vorteil, dass sie einen sehr effektiven, oberflächlichen Brandschutz bieten. Vorstellen kann man sich diese Filter wie winzig kleine Teilchen, die das UV-Licht tatsächlich rein physikalisch durch Streuung, Reflexion oder Absorption von der Haut fernhalten. Diese Art von Filter wirkt unmittelbar nach dem Auftragen, zerfällt nicht und löst damit auch keine allergische Reaktion aus. Er hat allerdings den Nachteil, dass er auf der Haut weißeln kann.

Wichtigste Vertreter sind Titandioxid und Zinkoxid. Titandioxid schützt vor UV-B Strahlen, nicht aber gegen die langwelligen UV-A-Strahlen. Nur in Kombination mit Zinkoxid werden beide Wellenbereiche abgedeckt.

Seit einiger Zeit werden zunehmend Nanopartikel eingesetzt, um den Weißeleffekt zu minimieren. Sie sind viel kleiner als die herkömmlichen Partikel und es ist strittig, ob sie die Hautbarriere durchdringen und Schäden im Körper verursachen können. Die Studienlage deutet darauf hin, dass bis zu 25 Prozent Titandioxid-Nanopartikel-Anteil im Produkt bei gesunder Haut als sicher gilt, wenn auch einige neuere Studien durchaus auf eine ernsthafte Gesundheitsgefahr hindeuten [11]. Ihnen zufolge sollen Partikel unter 10 nm selbst intakte Haut durchdringen und in den Körper gelangen können. Je nach Emulsion, in der die Partikel gelöst sind, kann ihnen zusätzlich das Durchdringen der Schutzschicht erleichtert werden [12; 13].

BEACHTE Überlege Dir, ob Du Nanopartikel in deinem Produkt haben möchtest. Der Einsatz von Nanopartikeln muss gekennzeichnet werden.
Es gibt Hersteller, die auf den Einsatz von Nanopartikeln verzichten.

Sicher ist: Werden diese Partikel eingeatmet (z.B. durch Sonnenspray), können sie zu Lungenschäden bis hin zum Krebs führen [14]. Menschen mit geschädigter Haut können nicht ausschließen, dass die Nanopartikel in den Körper gelangen. Neben starken Hautirritationen könnten dann möglicherweise Schäden am Erbmaterial (Krebs, Unfruchtbarkeit) auftreten [15].

Ein weiteres Risiko stellt die potentiell photokatalytische Reaktion der Titandioxid-Nanopartikel dar (also die Molekülveränderung unter Sonnenlicht), die zur Oxidation und damit Schädigung von Zellen und Geweben führen könnte. Dieser Effekt lässt sich nur vermeiden, indem die Partikel beschichtet werden [15; 16].

CHEMISCHE (ORGANISCHE) FILTER

Chemische Filter dringen in die Haut ein und wandeln die UV-Strahlen in Infrarotstrahlen und Wärme um. Sie bestehen also aus sehr reaktiven Molekülen, die in die Haut eindringen und dort - nach einer gewissen Latenzzeit - ihre Wirkung entfalten. Je geschädigter die Haut ist (wie z.B. extrem sonnenstrapazierte Haut, trockene Haut, Haut mit Neurodermitis), desto leichter können die Moleküle die Hautbarriere durchdringen und bis in den Körper gelangen.

Die kritischsten und leider auch am häufigsten verwendeten Filter sind Ethylhexyl Methoxycinnamate und Benzoephenon. Sie stehen im Verdacht neue Molekülverbindungen mit allergenem Potential, die die hauteigenen Enzyme angreifen können, zu bilden. Einige chemische Filter sollen sogar östrogenartige Wirkung haben und Fruchtbarkeitsstörungen, Fettleibigkeit bis hin zu Brustkrebs verursachen können. Auch in der Muttermilch sollen diese Lichtschutzfilter nachweisbar sein [17; 18; 19; 20].

Chemische Filter müssen in aller Regel regelmäßig nachgecremet werden, da sie sich unter dem Einfluss von Sonnenlicht zersetzen. Dadurch können freie Radikale entstehen, die Zellen und Erbgut schädigen können.

3.3.4 INCI-LISTE DER MINERALISCHEN UND CHEMISCHEN FILTER

Die häufigsten mineralischen Filter sind zu finden unter den INCIs:

- Titanium Dioxide (Titandioxid)
- Zinc Oxide (Zinkoxid)
- Titanium Dioxide (nano)
- Zinc Oxide (nano)

Die chemischen Filter, die im Verdacht stehen ein hautdurchdringendes, allergenes und stoffwechselmodulierendes Potential zu haben, sind u.a.:

- Benzophenone-3 (Oxybenzon)
- Benzophenone-4
- Benzophenone-5
- Ethylhexyl Dimethyl PABA
- Homomenthyl Salicylate
- 4-Methylbenzylidene Camphor
- Isoamyl p-Methoxycinnamate
- Octocrylene
- Octyl Methoxycinnamate
- Ethylhexyl Triazone

Die chemischen Filter mit nur geringem allergenen Potential, u.a.:

- Bis-Ethylhexyloxyphenol Methoxyphenyl Triazine (Tinosorb S)
- Diethylhexyl Butamido Triazone (Iscotrizinol)
- Drometrizole Trisiloxane (Meroxyl XL)

[8]

Und schließlich gibt es noch Kombinationen aus chemischen und mineralischen Filtern, wie:

- Methylene Bis-Benzotriazolyl Tetramethylbutylphenol (nano)
- Tris-Biphenyl Triazine (nano)

ÖKOLOGISCHE GESICHTSPUNKTE 3.3.5

Chemische Filter, wie auch mineralische, gelangen über das Baden im Meer oder Planschbecken bzw. das Duschen in die Gewässer und über die Pflanzen und Fische wieder zurück in die Nahrungskette. Früher oder später nehmen wir sie also mit der Nahrung auf. Wenn man bedenkt, dass Korallen beim Kontakt mit bestimmten chemischen Filtern innerhalb kürzester Zeit sterben, kann man sich das Ausmaß dieses Kreislaufes vorstellen.

3.3.6

WAS KÖNNEN WIR ALSO TUN?

Wir brauchen das Sonnenlicht und die damit verbundene Bildung von Vitamin D und dem Glückshormon Serotonin, das steht außen vor. Es ist also keine Alternative, sich nur noch in dunklen Kammern aufzuhalten. Um einen Vitamin D Mangel zu vermeiden, genügen schon 10 bis 15 Minuten pro Tag direktes Sonnenlicht auf der Haut. In der Sommerzeit schützt eine entsprechende Kleidung, die Meidung der Mittagssonne und ausgedehnter Sonnenbäder und die Berücksichtigung der eigenen Hautempfindlichkeit.

Im Gesicht empfiehlt es sich, das ganze Jahr über Sonnenschutz zu verwenden. Selbst an wolkigen Tagen kann die UV-Intensität noch sehr hoch sein, schädliche UV-A-Strahlung ist sowieso das ganze Jahr über fast konstant vorhanden. UV-Strahlen zählen zu den Hauptursachen vorzeitiger Hautalterung. Empfehlenswert gilt ein LSF-Wert zwischen 20 und 30, da hier etwa 95 bis 97 Prozent der UV-Strahlung abgehalten werden kann.

Zum Vergleich: LSF 50 bietet mit etwa 98 Prozent nicht viel mehr Schutz, benötigt aber eine deutlich höhere Menge an eingesetzten UV-Filtern. Noch wichtiger ist, eine ausreichende Menge an Sonnencreme zu verwenden, um gut geschützt zu sein, sonst hilft auch der beste Sonnenschutz nur wenig. Für das Gesicht kann man sich grob an der Menge, die auf einen Teelöffel passen würde, orientieren. Bei der Auswahl der richtigen UV-Filter hilft letztendlich nur ein Blick auf die INCI-Liste, um die aggressiven chemischen Filter oder eingesetzte Nanopartikel zu umgehen.

PARFÜM - LUXUS FÜR DIE SINNE 3.4

Düfte sind etwas Wunderbares. Sie sprechen unsere Sinne und darüber hinaus auch unsere Gefühle an, indem sie im assoziativen Gedächtnis Erinnerungen wachrufen. Schon Jahrhunderte zuvor wurden Düfte als Überbringer von Botschaften genutzt. Nutzte man aber zu Beginn noch natürliche Düfte von Pflanzen, Kräutern und Gewürzen, wie Weihrauch, Myrrhe, Zimt und Moschus, ist es heute möglich, über 3.000 Duftstoffe synthetisch nachzubilden.

Wie der Schaum der Tenside, vermitteln uns auch die Duftstoffe ein Gefühl von Sauberkeit und Ästhetik. In der Liste der Inhaltsstoffe finden wir die Duftstoffe meist nur allgemein formuliert als „*Parfum*“ oder „*Fragrance*“. Doch sind sie so harmlos wie sie vorgeben zu sein?

3.4.1 WAS VERSTECKT SICH HINTER PARFÜM/FRAGRANCE?

Parfüm besteht aus Alkohol, Wasser und ätherischen oder synthetischen Ölen. Und in der Regel sind es die Öle, die potentiell gesundheitsschädlich sind. Denn Duftstoffe gehören zu den häufigsten Kontaktallergenen überhaupt. Häufig werden aber nicht nur einer, sondern mehrere Duftstoffe in einem Produkt kombiniert. So lässt sich im Falle einer Irritation nur schwer feststellen, auf welchen Stoff oder welche Stoffkombination der jeweilige Anwender reagiert.

3.4.2 DIE DEKLARATIONSPFLICHT DER DÜFTE

Im Schnitt reagiert jeder zehnte Deutsche auf Duftstoffe allergisch. Spätestens 72 Std. nach dem Kontakt fängt die sensibilisierte Haut an zu jucken, bildet nässende Bläschen,

Quaddeln und Schuppen, kann sogar chronische Entzündungen an den Kontaktstellen entwickeln.

Die Kosmetikverordnung erlaubt die Darstellung der Duftstoffe unter der Sammelbezeichnung *„Duft"*, mit Ausnahme von 26 nachweislich allergieauslösenden Einzelstoffen, die ab einer bestimmten Konzentration genannt werden müssen. Dabei wird unterschieden zwischen abspülbaren (Höchstwert 100 ppm/0,01 %) und auf der Haut verbleibenden Substanzen (Höchstwert 10 ppm/0,001 %). Nicht erfasst sind die sehr schnell auf den Markt drängenden Duftgemische, die unterhalb der Deklarationspflicht liegen [1].

DÜFTE MIT ALLERGENPOTENTIAL 3.4.3

Die höchste allergene Potenz haben u.a.:

- Baummoos absolue (Evernia furfuracea extract)
- (Hexyl-)Cinnamal (Zimtaldehyd)
- Eichenmoos absolue (Evernia prunastri extract)
- Farnesol
- Hydroxycitronellal
- Isoeugenol
- Lyral

Etwas weniger allergen wirken u.a.:

- Amylcinnamyl Alcohol (Alpha-Amylzimtalkohol)
- Benzylcinnamat (Zimtsäure-Benzylester)
- Citral
- Citronellol
- Cumarin
- Eugenol
- Geraniol
- Lilial
- Cinnamyl Alcohol (Zimtalkohol)

Seltener sensibilisierend sind u.a.:

- Anise Alcohol (Anisalkohol)
- Benzyl Alcohol
- Benzylbenzoat (Benzoesäure-Benzylester)
- Benzylsalicylat (Salizylsäure-Benzylester)
- Linalool
- Limonene

[21]

Auch künstliche (sogenannte nitro- und polzyklische) Moschus-Düfte gelten als potentiell gesundheitsgefährdend. Sie stehen im Verdacht, sich im Körper anzureichern und nicht nur Allergien, sondern sogar Erbgutveränderungen und Krebs auszulösen (nach Tierversuchen). Zusätzlich werden sie als hormonell wirksam angesehen [22].

Phthalate (besonders Diethylphthalat) sind meist nicht explizit als Duftstoff deklariert, aber dennoch in vielen Parfüms enthalten. Sie sollen ebenfalls hormonel wirksam sein, den Säureschutzmantel der Haut angreifen und Leber, Nieren und die Reproduktionsfähigkeit beeinflussen [22].

Auch Majantol ist in vielen Kosmetika enthalten und hat deutlich allergenes Potenzial. Allergiker können unter dem Stoff Kontaktdermatitis und Ekzeme entwickeln.

Der Europäische Wissenschaftliche Ausschuss für Verbraucherschutz (SCCS) hat folgende drei Allergene in Duftstoffen als nicht sicher eingestuft:

- Hydroxyisohexyl 3-Cyclohexene Carboxaldehyde (HICC)
- Atranol
- Chloratranol

[23; 24]

Selbst wenn die Duftstoffe im Reagenzglas (auf molekularer Ebene) unauffällig erscheinen, können sie spätestens durch die Umwandlung im menschlichen Körper, Verunreinigungen während des Herstellungsprozesses, Reaktionen bei Sonnenexposition oder falsche Lagerung schädigend wirken [24].

ACHTUNG Cumarin (INCI: Coumarin) findet man auch immer wieder in Naturkosmetik, obwohl es vermutlich allergieauslösend, leberschädigend und krebserregend ist [25].

3.4.4 NICHT NUR DER KONTAKT IST PROBLEMATISCH

Während man früher nur von Kontaktallergien sprach, ist heute bekannt, dass auch die Duftstoffe, die in hoher Konzentration in die Luft gelangen, bei sensibilisierten Personen gesundheitliche Probleme auslösen können. Beim Einatmen der Allergene oder Absetzen auf der Haut zeigen sich bei Allergikern und Asthmatikern bereits erste Symptome [26].

Es ist also vielleicht möglich, sich vor Produkten mit Parfüm einigermaßen zu schützen, vor Parfüm in der Luft allerdings nicht. Reinigungsmittel, Raumdüfte, selbst Zeitungen und Spielzeuge oder gar ganze Supermärkte und Geschäfte sind inzwischen oftmals beduftet [23].

WAS KÖNNEN WIR ALSO TUN? 3.4.5

Die Tendenz zu allergischen Reaktionen auf synthetische, wie auch natürliche Duftstoffe, steigt, da der menschliche Körper zunehmend mit parfümierten Produkten in Kontakt kommt. Zusätzlich kommen immer wieder neue Duftstoffe auf den Markt, die nicht der expliziten Deklarationspflicht unterliegen. Die einzige Möglichkeit, schädlichen Duftstoffen zu entgehen, ist also, explizit darauf zu achten, parfümfreie Produkte zu verwenden [27]. Als Verbraucher lässt man sich gerne von gut riechenden Produkten in die Irre führen. Jedoch sollten wir Produkte besser nach ihren Inhaltsstoffen und nicht nach Geruch und Aussehen beurteilen.

3.5 PARAFFINE – LEDIGLICH MINERALÖLABFALL?

Mit Kosmetik verbinden wir Pflege, Schönheit, Wohlbefinden. Wir nutzen sie, um uns Gutes zu tun und eine tiefgreifende Verbesserung unseres Äußeren zu bewirken. Natürlich wollen wir uns weder mit Abfallstoffen einreiben, noch unsere Gesundheit dabei gefährden.

Wie ist es mit den Paraffinen, die u.a. in vielen Wimperntuschen, also direkt am Auge, verwendet werden? Woraus werden sie hergestellt und haben sie einen schädlichen Einfluss auf den Körper?

3.5.1 WAS SIND PARAFFINE?

Paraffine sind Weißöle, die aus Erdöl hergestellt werden. Überspitzt gesagt, sind Paraffine demnach vergleichbar mit Diesel oder Benzin, nur dass sie so weit gefiltert werden, bis nur noch ein durchsichtiges Öl übrig bleibt.

Erstaunlich dabei ist, dass man Paraffine in so vielen unterschiedlichen Produktkategorien finden kann. So werden sie z.B. verarbeitet in:

- Babypflege
- Kerzen
- Kosmetik
- medizinischen Salben
- Putzmitteln
- Schuhcremes
- Süßigkeiten, wie Kaugummis, Schokolade und Gummibärchen (Glanzmittel)
- Überzugsmittel bei Obst, Käse, Gemüse und Trockenfrüchten (zur Konservierung)

Sie sind also auch im Essen zu finden, wenn sie auch den Magen-Darm-Trakt unverdaut durchlaufen und wieder ausgeschieden werden [28].

In der Medizin werden Paraffine genutzt, um geschädigte Haut vor gefährlichem Flüssigkeitsverlust zu schützen. Man verwendet sie ebenso in der Babypflege wie zur Behandlung kranker Haut (z.B. bei Ekzemen).

Nun wissen wir aber immer noch nicht, ob sie gut oder schlecht sind. Um den Paraffinen auf die Spur zu kommen, müssen wir uns also noch etwas tiefer in die Materie einarbeiten.

3.5.2 WIRKUNG UND EIGENSCHAFTEN

Die Paraffine liefern pures Fett. In Kosmetika schützen sie Haut und Haare vor Feuchtigkeitsverlust und machen sie schön weich. Man schätzt sie in Gesichtscremes, weil sie das Gesicht optisch wunderbar aufpolstern. Ist es draußen kalt, sorgen die Paraffine dafür, dass die empfindliche Haut im Gesicht und an den Lippen vor strapazierender Kälte und Wind geschützt ist. Jeder kennt z.B. die Lippenpflegestifte, die man gerade im Winter gerne aufträgt. Auch der Körper scheint von den Paraffinen zu profitieren, fühlt er sich doch nach einem Bad in paraffinhaltigen Produkten wunderbar weich und zart an. Die Haare werden durch Paraffine quasi imprägniert, sprödes Haar wieder glatt und weich. Insbesondere für trockene und empfindliche Haut und Haare sind Paraffine auf den ersten Blick eine echte Wohltat [28; 29].

Sie wirken, indem sie auf Haut und Haaren einen Film bilden, der sie hermetisch gegen die Außenwelt abschirmt. Die Feuchtigkeit wird im Gewebe gehalten, es sieht glatt und prall aus und fühlt sich geschmeidig an.

PRO UND CONTRA DER PARAFFINE 3.5.3

Im Bereich der Kosmetik haben die Paraffine augenscheinlich nur Vorteile. Ihre vielfältigen Funktionen machen sie zu einem vielseitig verwendbaren Stoff. So sind sie:

- auch ohne Konservierungsstoffe fast unbegrenzt haltbar
- wasserunlöslich
- antistatisch
- weichmachend
- konsistenzregulierend
- gut verträglich
- farb-, geruchs- und geschmacklos
- verleihen Glanz
- viel günstiger als pflanzliche Öle und Fette.

[29]

Als einfache gesättigte Kohlenwasserstoffe ohne funktionelle Gruppen haben sie kein allergenes Potential und sind allgemein gut verträglich. Dazu können sie die oberste Hautschicht nicht durchdringen, bleiben also auf der Hautoberfläche liegen. Das Bundesamt für Risikobewertung (BfR) bestätigt die gesundheitliche Unbedenklichkeit von Paraffinen unter der Voraussetzung, dass sie „den Reinheitsanforderungen an Arzneimittel bzw. an die zugelassenen Mineralöl-Lebensmittelzusatzstoffe entsprechen“ [30].

Auch die Kosmetikverordnung erlaubt Mineralöle in Kosmetika unter der Voraussetzung, *„dass der Prozess der Raffination komplett transparent und der Ausgangsstoff nicht krebserregend ist bzw. das Destillat mit bestimmten Methoden (IP346) geprüft wurde.”* So kann verhindert werden, dass schädliche Mineralöle in Kosmetika genutzt werden [30]. Die Weltgesundheitsorganisation (WHO) bewertet die Paraffine ebenfalls als gesundheitlich unbedenklich [28].

Bei der Verbrennung von Paraffin-Kerzen können allerdings schädliche Substanzen (z.B. Benzol, Ketone, Toluol) freigesetzt werden, die Atembeschwerden bis zur Atemnot und Allergien verursachen können.

Und die Nachteile in der Hautpflege? Nehmen wir als Beispiel einmal eine Gesichtscreme, die Paraffine enthält. Nach einiger Zeit der Nutzung greift man immer öfter zu der Pflege, weil man das Gefühl hat, die Haut trocknet schneller wieder aus und das tut sie auch. Es entwickelt sich eine regelrechte Abhängigkeit, die darauf begründet ist, dass die Paraffine nicht wirklich pflegen, sondern eher wie eine Dichtung oder eine unsichtbare Folie wirken, die die Feuchtigkeit darunter einschließt. Letztendlich forcieren die Paraffine genau das, was sie eigentlich verhindern sollten. Sobald der Film auf der Haut wieder weg ist, verschwindet das gute Hautgefühl und stattdessen können sich vermehrt Falten bilden.

Der Einschluss der Feuchtigkeit unter dem Film hat zur Folge, dass die Zellen der obersten Hautschicht aufquellen. Dadurch kann die Haut nicht mehr atmen und stellt die Feuchtigkeitsproduktion ein. Das wiederum kann die natürlichen Regenerationsprozesse und langfristig den Säureschutzmantel der Haut schädigen. Auch Hautunreinheiten können entstehen, weil der überschüssige Talg nicht richtig abfließen kann und sich aufstaut. Pflegende Stoffe aus der Creme können durch den hermetischen Abschluss der Haut nicht mehr richtig aufgenommen werden.

Darüber hinaus können Paraffine, trotz der mehrfachen Filterung, Verunreinigungen enthalten, die erwiesenermaßen schädlich sind. Dazu gehören z.B. ungesättigte Kohlenwasserstoffe des Erdöls (wie z.B. Benzol, aromatischer Kohlenwasserstoff MAOH - Mineral Oil Aromatic Hydrocarbons).

Laut Stiftung Warentest sind aromatische Kohlenwasserstoffe in allen Produkten mit Paraffinen nachweisbar. Im Falle einer Lippenpflege können diese schädlichen Stoffe über den Mund sogar direkt in den Körper gelangen. Ökotest postuliert zusätzlich, dass sie sich in den Nieren, der Leber und den Lymphknoten anreichern können, mit derzeit noch unbekannten Langzeitwirkungen [28; 29].

Nicht zu vergessen der ökologische Aspekt, der ganz klar gegen die Verwendung von Paraffinen spricht, da sie biologisch nicht abbaubar sind. Außerdem ist Erdöl ein fossiler Brennstoff, der zu einer negativen Klimabilanz beiträgt.

INCI-LISTE DER PARAFFINE 3.5.4

Paraffine gibt es sowohl in dünnflüssiger, als auch in dickflüssiger (Paraffinum liquidum) und fester Form (Paraffinum solidum). Sie verstecken sich z.B. unter den INCI-Namen:

- Cera Microcristallina
- Ceresin
- Isoparaffin
- Mineral Oil
- Ozokerite
- Paraffinum Liquidum
- Petrolatum (Vaseline)

WAS KÖNNEN WIR ALSO TUN? 3.5.5

Die gesundheitliche Gefahr durch Paraffine scheint erst einmal minimal. Das Problem aber ist, dass es im Herstellungsprozess zu gesundheitlich kritischen Verunreinigungen kommen kann. Da sie Haut und Haar hermetisch versiegeln können, sollten sie nicht über eine längere Zeit angewendet werden. Anstelle von Abfallprodukten der Erdölindustrie können pflanzliche Öle und Wachse (wie Oliven-, Jojoba-, Mandel-, und Arganöl, Rosen- oder

Carnaubawachs, pflanzliches Glyzerin) verwendet werden, die einen pflegenden und intensiv nährenden Effekt auf die Haut haben, ohne sie zu versiegeln. Wer also alle Aspekte berücksichtigt, sollte lieber auf die natürlichen Alternativen zurückgreifen.

3.6 PARABENE – DIE MEIST VERWENDETEN KONSERVIERUNGSSTOFFE

Unsere Kosmetika stehen schön aufgereiht im warmen und öfters mal feuchten Badezimmer. Mindestens einmal am Tag nehmen wir unsere tägliche Portion Tagescreme mit dem Finger aus dem Tiegel, streifen den Tropfen Serum von der Pipette ab und tupfen uns mit dem Schwämmchen Kompakt-Make-up ins Gesicht. Vielleicht vergessen wir auch ab und an mal, einen der vielen Deckel auf die zugehörige Flasche zu drehen.

Würden wir jeden einzelnen Erreger als Farbpunkt wahrnehmen, wären unsere Badezimmer einschließlich unserer Kosmetikprodukte leuchtend bunt. Denn alle Produkte, die einen hohen Wasseranteil haben, können beim Kontakt mit unserer Haut und der Umgebungsluft von Keimen aller Art überflutet werden. Zusätzlich bietet das Klima in unseren Bädern einen idealen Nährboden zur Vermehrung dieser Keime.

Produkte, die nicht ausreichend durch Konservierungsmittel geschützt sind, werden also innerhalb kürzester Zeit ranzig, flockig, trüb, je nach Inhalt. Und wenn wir das nicht rechtzeitig merken, zeigen sich diese Verkeimungen an unserer Haut in Form von Entzündungen, Rötungen, Allergien, Ekzeme.

WAS SIND PARABENE? 3.6.1

Parabene sind Salze und Ester der para-Hydroxybenzoesäure (kurz PHB-Ester) und gehören zu den chemisch hergestellten Konservierungsmitteln, die Pilze und Bakterien abtöten und so die Produkte vor der Verkeimung schützen. Sie sorgen also dafür, dass Kosmetika Monate oder sogar Jahre haltbar sind.

Strukturell ähneln die Parabene wohl dem weiblichen Östrogen. Es wird vermutet, dass sie über die Haut in den Körper geleitet werden, Allergien auslösen und unser Hormonsystem beeinflussen können.

Eine Störung der Spermienproduktion und der Fruchtbarkeit der Frauen sei dabei nicht auszuschließen. Ein Übermaß an Parabenen soll sogar für die Entwicklung von Brustkrebs verantwortlich sein. So wurden in einer Studie von 2004 Parabene im Brustgewebe von Frauen gefunden [31]. Die vorliegenden Studien an Tieren und Menschen beweisen jedoch die hormonelle Funktion und das Auslösen von Krebs nicht abschließend, so das Bundesamt für Risikobewertung [32].

Zu finden sind Parabene in vielen Kosmetikprodukten, in Tabakwaren, Lebensmitteln und Medikamenten.

3.6.2 INCI-LISTE DER PARABENE

Die meisten Parabene sind gut an ihrer Endung -paraben zu erkennen. Doch es gibt auch Synonyme, die ihr Erkennen schwieriger machen, wie z.B.

- Hydroxybenzoesäure
- Hydroxybenzoat

Vom Bundesamt für Risikobewertung (BfR) wird die Sicherheit der Parabene unterschiedlich bewertet. Folgende Stoffe sollen nicht mehr als 0,19 % ausmachen, da die Datenlage zur Aufnahme über die Haut nicht ausreichend ist:

- Butylparaben
- Propylparaben (Propylhydroxybenzoat, Propagin)

Folgende Stoffe können bis zu einer Konzentration von 0,4 % (0,8 % bei Gemischen) konzentriert sein und gelten als relativ sicher:

- Methylparaben
- Ethylparaben

Zu den folgenden Parabenen stehen zum gegenwärtigen Zeitpunkt keine ausreichenden Daten zur Verfügung, so dass man das gesundheitliche Risiko nicht einschätzen kann und sie vorsichtshalber meiden sollte. Die EU empfiehlt, diese Stoffe in Kosmetika zu verbieten:

- Isopropylparaben
- Isobutylparaben
- Pentylparaben
- Phenylparaben

Der folgende Stoff ist in Kosmetika explizit nicht zugelassen:

- Benzylparaben

[1; 32]

3.6.3 PRO UND CONTRA PARABENE

Bei uns in Deutschland werden Parabene im Allgemeinen und unter gewissen Voraussetzungen (Art und Konzentration) als weniger riskant eingestuft. Das Bundesinstitut für Risikobewertung (BfR) befürwortet den Einsatz von bestimmten Parabenen, weil sie:

- allgemein sehr gut verträglich sind
- weniger allergen wirken als andere Konservierungsstoffe
- keine pathologische Konzentration bei der dermalen Anwendung erreicht werden
- besser als ein verkeimtes Produkt sind
- besonders kostengünstig sind.

[32]

Die Behörden legen ihrer positiven Bewertung gegenüber Parabenen zugrunde, dass weder bewiesen ist, dass Parabene über die Haut in das Blut gelangen können, noch dass die im Körper nachweisbaren Parabene von Kosmetika stammen und nicht von natürlichen Lebensmitteln (In denen die Konzentration von Parabenen deutlich höher sein kann). Und tatsächlich müssten die Parabene, um eine östrogenartige Wirkung haben zu können, tausend- bis millionenfach höher konzentriert sein. Auch für die Schädlichkeit der Parabene für Babys im Bauch der Mutter, kleine Kinder und Jugendliche in der Pubertät fehle jeglicher Beweis.

Die Claims *„ohne Parabene“* auf den Produkten seien irreführend und sollen zukünftig auch nicht mehr erlaubt sein, da sie Parabene im Allgemeinen in ein schlechtes Licht rücken. Die Gründe dafür sind folgende: Erstens werden nicht alle Parabene nach gegenwärtiger Erkenntnislage der EU als unsicher bzw. problematisch eingestuft, so dass diese Aussage auch die schlecht darstelle, die als sicher gelten. Zweitens können Produkte durchaus ohne Parabene, dafür aber mit anderen problematischen Stoffen konserviert worden sein. *„Ohne Parabene”* impliziert aber dem Verbraucher automatisch, dass alles gut sei.

Aber: Nur weil bis dato aussagekräftige Studienergebnisse fehlen, kann man nicht davon ausgehen, dass Parabene völlig ungefährlich für den Menschen sind. Ihre schädliche Wirkung ist nicht bewiesen, aber eben auch nicht widerlegt. Dass sie in Blut und Urin nachweisbar sind, haben diverse Studien zeigen können, auch wenn die Herkunft der Stoffe nicht eindeutig identifiziert werden konnte [33]. Entsprechende aussagekräftige (Langzeit-) Studien sind also dringend notwendig, um die Parabene abschließend beurteilen zu können.

Der SCCS (Scientific Committee on Consumer Safety, wissenschaftlicher Ausschuss für Verbrauchersicherheit der EU-Kommission) gibt an, dass für kleine Kinder bis zum Alter von sechs Monaten ein mögliches Risiko durch parabenhaltige Pflegeprodukte im Windelbereich nicht auszuschließen sei, da hier die Haut schnell reizbar und damit durchlässiger ist. Propylparaben und Butylparaben dürfen nach einem Beschluss der EU-Kommission daher nicht mehr in Kosmetika verwendet werden, die zum Eincremen im Windelbereich bei Kindern unter drei Jahren gedacht sind [32].

WEITERE KONSERVIERUNGSSTOFFE

Ein starkes Argument für die Parabene ist, dass andere Konservierungsstoffe noch aggressiver wirken können, *„parabenfrei"* ist daher nicht zwingend als positive Angabe zu verstehen.

Unter den sehr bedenklichen findet man z.B. Formaldehydabspalter und halogenorganische Substanzen, wie:

- Chlorphenesin
- Diazolidinyl Urea
- DMDM Hydantoin
- Imidazolidinyl Urea (and)
  Iodopropynyl Butylcarbamate
- Methylchloroisothiazolinone
  (Chlormethylisothiazolinon, MIT, MI; in Kosmetika verboten, die auf der Haut verbleiben)
- Benzisothiazolinon

Leicht bedenklich sind alkoholische Desinfektionsmittel, wie:

- Chloroxylenol
- Phenoxyethanol

Empfehlenswert sind naturidentische Konservierungsstoffe, die sehr mild sind, wie z.B.:

- Benzoesäure (Benzoic Acid)
- Pentylene Glycol (wird aufgrund seiner hautpflegenden Eigenschaften offiziell gar nicht zu den Konservierungsstoffen gezählt)

3.6.5 WAS KÖNNEN WIR ALSO TUN?

Wie auch immer die Behörden die Lage einschätzen: Wir müssen für uns selbst entscheiden. Im Schnitt enthält jedes fünfte Produkt Parabene. Nehmen wir all die potentiell parabenhaltigen Produkte zusammen (also Duschgel, Shampoo, Gesichtscreme, Seren, Bodylotion etc.), die wir tagtäglich auf unserer Haut anwenden, trägt jedes einzelne parabenhaltige Produkt zur Gesamtbilanz bei. Letztendlich zählt nicht die Parabenkonzentration der einzelnen Mittel, sondern die Gesamtsumme. Dazu kommen noch die Parabene aus Nahrungsmitteln, Tabakwaren und Medikamenten.

Auf der anderen Seite können die alternativ verwendeten Konservierungsstoffe noch mehr gesundheitsgefährdendes Potential haben, als die Parabene: Ein Dilemma, das nur schwer zu lösen ist.

Dennoch: Auch wenn Konservierungsstoffe notwendig sind, es geht auch anders. Konservierungsstoffe in Form von reinen Ölen, *„guten"* Alkoholen oder Salzen haben sich ebenfalls als durchaus effektiv in der Bekämpfung schädlicher Keime erwiesen. Pentylene Glycol kann beispielsweise auch sehr gut konservieren und zählt offiziell gar nicht zu den Konservierungsmitteln, da es als zweiwertiger Alkohol hautpflegend und feuchtigkeitsspendend wirkt. Wenn Du zusätzlich darauf achtest, dass die Produkte in licht- und luftgeschützten Gläsern verpackt sind, bist Du auf der sicheren Seite.

SILIKONE – FUGENMASSE FÜR UNSERE HAUT 3.7

Silikone kennen wir von den glibberigen Fugen in unserer Wohnung, unzerstörbaren Backformen und künstlichen Brustimplantaten, die tunlichst nicht kaputt gehen sollten. Es mag kaum überraschen, dass dieses vielseitige Material auch in Kosmetika zu finden ist. Silikone gehören zu den Inhaltsstoffen, die am häufigsten eingesetzt werden.

3.7.1

WAS SIND SILIKONE?

Silikone (Poly(organo)siloxane) sind künstlich aus Erdöl hergestellte, große Moleküle (Polymere), die aus Silicium- und Sauerstoffeinheiten bestehen und kleine sowie große Ketten, Ringe, Verzweigungen oder Netze bilden. Sie lassen sich so kombinieren, dass sie unregelmäßige Strukturen auf der Haut oder im Haar komplett ausfüllen und versiegeln.

Silikon ist also ein Kunststoff. Der Stoff besteht aber weder aus einer einheitlichen anorganischen, noch aus einer organischen Verbindung, vielmehr besitzt er Teile von beiden. Gegenüber den üblichen Kunststoffen hat Silikon den entscheidenden Vorteil, dass es mehrere Eigenschaften aufweist und extrem wandlungsfähig ist.

3.7.2

PRO UND CONTRA DER SILIKONE

Silikone bringen unbestritten einen Vorteil in kosmetischen Produkten mit sich. Sowohl die Haut, als auch die Haare profitieren optisch von silikonhaltigen Produkten. Aufgrund ihrer besonderen Strukturvariabilität können sie z.B. geschädigtes, störrisches Haar wieder schön glatt, weich und glänzend aussehen lassen.

Bei den Haaren sind sie in der Lage:

- Spliss zu versiegeln
- Kämmbarkeit von störrischem Haar zu verbessern
- das Haar vor Umweltschäden zu schützen
- auf elektrisch aufgeladenes Haar antistatisch zu wirken

Gesichtspflegeprodukte mit Silikonen haben den Vorteil, dass sie sehr reaktionsträge und gut verträglich sind. Die Silikone garantieren einen Sofort-Effekt und verleihen der Pflege eine sehr seidige Textur.

Sie sorgen dafür, dass:

- ein Produkt lange haltbar ist
- Duftstoffe gebunden werden können
- das Produkt Temperaturschwankungen gut übersteht
- die Haut mit einem Film überzogen wird, der vor Feuchtigkeitsverlust schützt
- die Haut sich schön weich und prall anfühlt
- die Haut geglättet wird (optischer Falten-Füller)
- Narben unauffälliger werden.

In der dekorativen Kosmetik sind die Silikone besonders nützlich, denn sie:

- verbessern die Haltbarkeitund Verteilung von Make-up
- schenken eine geschmeidige Konsistenz
- erlauben einen Wechsel der Konsistenzen (z.B. von cremig zu pudrig)
- sorgen für den Weichzeichner-Effekt
- mattieren das Hautbild.

Die flüchtigen Silikone verdunsten, sobald sie die Haut berühren. Sie hinterlassen ein feines Puder, das Farbpigmente wunderbar auf der Haut fixiert [22].

Die früher verwendeten Silikone waren zunächst wasserunlöslich. Bei Produkten für das Haar hatte das zur Folge, dass sie nicht mehr so leicht aus dem Haar zu entfernen waren und sich immer mehr an das Haar anlagerten („*Built Up Effekt*"). Dadurch konnten Pflegestoffe die Haare nicht mehr erreichen, sie wurden immer strähniger und schwerer.

Inzwischen werden zunehmend wasserlösliche Silikone eingesetzt, die spezifisch am Ort der Schädigung ansetzen. Dieser Vorteil ist zugleich auch der größte Nachteil, denn dadurch gelangen die Silikone über das

Abwasser in den ökologischen Kreislauf. In der Natur sind sie aber, wenn überhaupt, nur schwer abzubauen, auch wenn sie nicht giftig sind. Man stelle sich nur einmal die wahnsinnigen Mengen vor, die aus Shampoos, Spülungen und anderen Kosmetika tagtäglich ins Grundwasser fließen, zusätzlich zu den ohnehin schon durch Mikroplastik verunreinigten Gewässern. Bei der Herstellung von Silikonen wird die Umwelt zudem erheblich belastet, denn es entstehen bei der Verarbeitung von Erdöl große Mengen Kohlendioxid (CO_2) [34].

Sie füllen zwar Löcher und Falten im Haar und auf der Haut, verfügen sonst aber kaum über pflegende, beruhigende oder nährende Funktionen. Im Gegenteil, sie können Haut und Haaren auch schaden, weil sie:

- einen Film auf der Haut bilden und dabei Poren und Schweißdrüsen blockieren, so dass die Haut nicht atmen und sich regenerieren kann
- die Kopfhaut versiegeln, so dass sie Schadstoffe über andere Hautstellen ausleiten muss und es zu Pickeln und ernsthaften Hauterkrankungen kommen kann
- die Haut austrocknen, da die Haut nicht transpirieren kann, dafür aber aufquillt und sich die Flüssigkeit anstaut

- die Ursache der Hautprobleme nicht beseitigen und die Haut sich weiter entzünden, austrocknen kann o.ä.
- den pH-Wert der Haut beeinflussen und damit die natürlichen Stoffwechselprozesse behindern
- u.U. scharfe Reinigungsmittel benötigen, um abgewaschen werden zu können.

3.7.3 INCI-LISTE DER SILIKONE

Die Silikone sind im Allgemeinen gut an den Endungen „*-cone*“ oder „*-xane*“ zu erkennen. Am häufigsten kommen vor:

- Cyclomethicone
- Cyclopentasiloxane
- Dimethicone, Dimethiconol
- Methicone
- Polydimethylsiloxane (PDMS)
- Polysiloxane

3.7.4 WAS KÖNNEN WIR ALSO TUN?

In letzter Zeit sieht man immer mehr Produkte, die damit ausgezeichnet sind, dass sie keine Silikone enthalten.

ACHTUNG *„Ohne Silikone"* kann bedeuten, dass stattdessen Mikroplastik oder billiger Silikon-Ersatz (z.B. Polyquaternium) als Zutat genutzt wurde.

Natürlich kann man darauf achten, dass der Anteil der Silikone am Gesamtprodukt nicht zu hoch ist, wenn man auf die positiven Eigenschaften der Silikone nicht verzichten möchte. Wir finden es jedoch besser, gänzlich auf Silikone zu verzichten und stattdessen auf hochwertige Pflanzenöle, Wachse oder Fette zurückzugreifen (wie bspw. Jojobaöl oder Arganöl). Sie sind natürlich und umweltverträglich, pflegen und stärken Haut und Haare. Zwar lassen sich Ergebnisse nicht so schnell erzielen, wie bei silikonhaltigen Produkten, dafür verschwinden die Effekte aber auch nicht beim nächsten Waschgang im Abfluss.

3.8

MIKROPLASTIK – UMWELTBELASTUNG DURCH KOSMETIKA

In erschreckenden Ausmaßen begegnen uns immer mehr Bilder von Plastikmüll in Flüssen, Meeren und leider auch Meeresbewohnern. Tiere, die sich im Plastikmüll verfangen oder Teile davon verschluckt haben, verenden qualvoll. Größere Kunststoffteile verwittern und werden durch Wellenbewegung, Salzwasser und Sonnenstrahlen in kleinste Mikroplastikteile (unlösliche synthetische Kunststoffteilchen, die kleiner als fünf Millimeter sind) zerlegt, in den Meeren dieser Welt verteilt und von Fischen gefressen. Durch Verdunstung gelangen sie in die Atmosphäre, über den Regen auf die Felder und von dort auch in die Landtiere. Über die Nahrung und die Luft nehmen auch wir Menschen sie auf.

Wir fragen uns, wo kommt all der Plastikmüll her und was hat die Kosmetikindustrie damit zu tun? Tragen etwa auch die Kunststoffe in Kosmetikprodukten, die wir beispielsweise mit dem Wasser unserer Haut und unseren Haaren abwaschen, zu dieser Bilanz bei? Ja. Die Kläranlagen schaffen es offensichtlich nicht mehr, die riesigen Mengen an Kunststoffen vollständig aus dem Abwasser herauszufiltern, so dass sie anschließend in unsere Umwelt gelangen. Kunststoffe begegnen uns in allen möglichen Formen, als flüssige oder partikuläre Bestandteile in unseren Kosmetika. Wir finden sie z.B. in Form von:

- Bindemittel
- Filmbildner (z.B. bei Haarsprays)
- Füllmittel
- Trübungsmittel
- Schleifmittel (z.B. in Peelings)

Sie sind nicht für einen besonderen Pflegeeffekt da, sondern dafür, wie ein Produkt aussieht, wie es sich anfühlt, wie es zu handhaben ist.

Bis heute ist es weitestgehend unklar, welche Auswirkungen Mikroplastik auf die Umweltverhältnisse, die Gesundheit der Tiere und der Menschen haben kann. Es enthält gesundheitsschädliche Materialien, wie Weichmacher und Stabilisatoren aus der Produktion. Zusätzlich ist es in der Lage, Schadstoffe aus der Umwelt zu binden, wie z.B. PCB (krebserregende organische Chlorverbindungen) und DDT (hormonähnlich-wirkendes Insektizid, das Krebs auslösen soll). Diese Gemische bleiben uns lange erhalten, weil sie biologisch über hunderte von Jahren nicht abgebaut werden können, sondern immer nur weiter zerkleinert werden. Insgesamt ist Plastik also rundum schädlich: für unsere Haut, für unsere Umwelt und über den ökologischen Kreislauf und über unsere Nahrung auch für unseren Organismus.

Leider sind wir selbst nicht immer in der Lage, die Kunststoffe in unseren Kosmetikprodukten zu identifizieren und so aktiv zu meiden, weil sie nicht entsprechend gekennzeichnet werden müssen.

3.8.1 IN WELCHEN PRODUKTEN IST MIKROPLASTIK ENTHALTEN?

Um zu verstehen, wie weit verbreitet die Kunststoffe tatsächlich sind, sollten wir uns vergegenwärtigen, wo sie überall enthalten sein können. So kann man Plastik in unglaublich vielen Pflegeprodukten finden, wie:

- Deodorants
- Duschgel und Pflegebäder
- Gesichts- und Augenpflegeprodukte
- Fuß- und Handpflege
- Körperpflege
- Lidschatten, Mascara, Eyeliner, Augenbrauenstifte

- Lippenstifte, Lipgloss, Lipliner
- Make-up, Puder, Rouge und Concealer
- Nagellack
- Peelings und Gesichtsreiniger
- Rasierschaum und -creme, Aftershave
- Shampoo, Conditioner, Haarspray, Styling-Creme
- Sonnencreme
- Zahnpasta

INCI-LISTE DER MEIST VERBREITETEN KUNSTSTOFFE IN KOSMETIKA 3.8.2

Es gibt eine übersichtliche Anzahl an Stoffen, auf die man immer wieder trifft. Wenn wir allgemein in der Liste der Inhaltsstoffe den Begriff oder Wortbestandteil *„Polymer"* finden, wissen wir, dass ein Kunststoff enthalten ist. Sie verstecken sich aber auch unter den folgenden INCIs:

- Nylon-6
- Nylon-12
- Polyacrylat (PA)
- Polyamid
- Polybutylene Terephthalate
- Polyethylen (PE)

- Polyethylene Glycol (PEG-)
  (schwer abbaubar ab PEG-50)
- Polyethylene Terephthalate (PET)
- Polymethylmethacrylat (PMMA)
- Polypropylen (PP)
- Polypropylene Glycol (PPG)
  (schwer abbaubar ab PPG-50)
- Polypropylene Terephthalete
- Polyquaternium-7 (PQ oder P-7, steht
  im Verdacht, Acrylamid zu enthalten)
- Polystyren (PS)
- Polytetrafluoroethylene (Teflon)
- Polyurethan (PUR)
- Silikone z.B. Cyclotetrasiloxane
  Cyclopentasiloxane, Cyclohexasiloxane,
  Cyclomethicone / Silsesquioxane /
  Trimethylsiloxysilicate (Siliconharz)

[35; 36]

3.8.3 VERMUTETE WIRKUNG VON MIKROPLASTIK IM KÖRPER

Genaueres weiß man bis dato nicht, auch Studien konnten keine klaren Belege liefern. Jedoch wird vermutet, dass die festen Mikroplastikteilchen im menschlichen Körper:

- den Magen-Darm-Trakt mechanisch schädigen können
- sich im Gewebe ablagern und Entzündungen verursachen können
- die Nahrungsaufnahme blockieren können
- die Verdauung behindern können
- ein ständiges Sättigungsgefühl verursachen können
- das Wachstum, die Beweglichkeit und die Fortpflanzungsfähigkeit beeinträchtigen können.

[37]

WAS KÖNNEN WIR ALSO TUN? 3.8.4

Die USA und Schweden haben es schon: das Verbot von Mikroplastik in Kosmetika, die ungehindert in den Wasserkreislauf gelangen. Auch bei uns gibt es Tendenzen oder freiwillige Verzichte von Herstellern, die ihre Produkte ohne Mikroplastik auf den Markt bringen.

Es gib einige natürliche Alternativen, die verwendet werden können, ohne dabei Funktionseinbrüche verzeichnen zu müssen. Stoffe, wie Aprikosen- und Traubenkerne, Mandelkleie, Heilerde, Salze, Kieselsäure, Wachse, Holzmehl, Walnussschalen oder Partikel aus Biowachsen werden als Plastikalternativen diskutiert und schon vielfach eingesetzt.

Wer sich eingehender informieren möchte, findet in dem Einkaufsratgeber des Bundes für Umwelt und Naturschutz Deutschland (BUND) einen ausführlichen Einkaufsratgeber, der hilft, Mikroplastik-Produkte zu vermeiden [35].

3.9

ALUMINIUM – DER BAKTERIENKILLER

Aluminium in Deos kennen wir, seitdem immer mehr Dosen den Aufdruck *„ohne Aluminium"* tragen. Offensichtlich scheint also auch Aluminium ein Stoff zu sein, der in Kritik geraten ist. Und wie bei vielen anderen auch, ist bisher noch nicht eindeutig nachgewiesen, inwiefern Aluminium tatsächlich schädlich ist.

3.9.1

WAS BEWIRKT ALUMINIUM?

Aluminium ist ein Leichtmetall, das in Deodorants eingesetzt die Schweißproduktion hemmen soll. Dabei reagiert es mit den Eiweißen der Haut und bildet kleine Pfropfen, die die Schweißdrüsenkanäle verstopfen und die Feuchtigkeitsabgabe drosseln. Außerdem tötet es Bakterien ab. Man findet es vorwiegend in Form von wasserlöslichen Aluminiumsalzen (Aluminiumchlorid oder Aluminiumchlorhydroxide) in Antitranspirantien. Die antiseptischen, aber auch säureregulierenden Wirkungen macht man sich auch in Zahnpasten, Medikamenten gegen Sodbrennen oder der Wasseraufbereitung zu Nutze. Darüber hinaus findet man Aluminium u.a. noch in Getränkedosen, Alufolie, Kochgeschirr, als funkelnden Farbstoff zum Schminken und in der Nahrung. Wir sind also umgeben von aluminiumhaltigen Produkten, kommen tagtäglich mit dem Metall in Kontakt und nehmen es auch in unseren Körper auf.

Ein Großteil des Stoffes wird zwar über die Nieren wieder ausgeschieden. Eine länger andauernde Überdosierung könnte aber zu einer Anreicherung des Metalls im Gewebe führen, wobei man bisher aber weder weiß, wie hoch die Penetrationsrate des Stoffes über die Haut tatsächlich ist, noch was die Folgen eines kontinuierlichen Kontakts sein könnten.

3.9.2 PRODUKTE MIT ALUMINIUM

Aluminiumverbindungen finden sich in einer ganzen Reihe von Produkten, wie z.B.:

- Sonnencreme
- Zahnpasta
- Lippenstift
- Make-up
- Lidschatten
- Deos
- Dosen, Tuben, Folien

3.9.3 INCI-LISTE DER ALUMINIUMVERBINDUNGEN

Sie sind leicht anhand des Namens in der Liste der Inhaltsstoffe zu finden. Die bekanntesten Vertreter sind:

- Aluminum Chlorohydrate
- Aluminum Chloride
- Aluminum Powder
- Aluminium Stearate
- Aluminum Zirconium Tetrachlorohydrex
- CI 77000 (Farbstoff).

DIE GRENZWERTE VON ALUMINIUM IM KÖRPER

3.9.4

Wir nehmen Aluminium nicht nur über die Haut, sondern auch über unsere Nahrung auf. Als dritthäufigstes Element der Erdkruste finden wir es in nahezu allen Lebensmitteln, insbesondere in pflanzlichen, wie Kräutern, Gewürzen und Schokoladenprodukten. Die Europäische Behörde für Lebensmittelsicherheit (EFSA) hat berechnet, dass Erwachsene täglich bis zu 0,2 mg/kg Körpergewicht an Aluminium aufnehmen [29]. Gleichzeitig hat sie einen Grenzwert von 1 mg/kg Körpergewicht pro Woche festgelegt. Damit überschreiten wir allein durch unsere Nahrung schon den Grenzwert an Aluminium. Dazu kommt noch das Aluminium aus aufbereitetem Wasser, Medikamenten (wie Antacida mit Aluminiumhydroxid), dekorativer Kosmetik u.v.m. Am Ende des Tages zählt also die kumulative Aluminiumaufnahme aus allen Quellen.

Tierversuche haben gezeigt, dass für eine chronische Vergiftung täglich mehr als 50 bis 100 mg/kg Körpergewicht aufgenommen werden müssen. Die tägliche Nutzung eines aluminiumhaltigen Deos alleine schöpft den Tageshöchstwert bereits aus [38; 39]. Auf verletzter Haut (z.B. nach der Rasur) steigt die Aufnahmemenge über die Haut zudem deutlich an. Bei der Verwendung eines

Sprays kommt zu der Aufnahme über die Haut auch die inhalative über Nase und Mund hinzu.

Dass Aluminium sich nicht nur ungleich im Körper verteilt, sondern sich sogar in Knochen, Lunge und Gehirn anreichern kann und zwar umso mehr, je älter wir werden, kommt noch erschwerend hinzu. Ein Mangel an Kalzium und Eisen steigert die Anreicherung des Aluminiums in Gehirn und Knochen noch ein weiteres Mal.

3.9.5 WORIN LIEGT DIE GEFAHR VON ALUMINIUM?

Aluminium irritiert die Haut und trocknet sie aus. Es wirkt '*zusammenziehend*' und verstopft so die Schweißdrüsen mitunter derart, dass der Schweiß sich aufstaut und es zu Juckreiz und Entzündungen kommen kann. Außerdem kann der gestaute Schweiß über die Drüsenwand resorbiert werden, so dass ein Teil des Aluminiums auch in den Körper gelangen könnte. Insbesondere wenn nach dem Rasieren feinste Risse in der Haut entstehen, kann der Wirkstoff leichter in die Haut eindringen.

Inzwischen deuten eine Vielzahl von Studien auf einen direkten Zusammenhang zwischen Aluminium und der

Entstehung von Alzheimer hin [38; 39; 40]. So fand man erhöhte Aluminiumkonzentrationen in den Gehirnen von Alzheimerpatienten. Auch konnte die Fähigkeit von Aluminium, Zellen aktiv zu verändern, nachgewiesen werden.

Die These, dass Aluminium Brustkrebs begünstigen könnte, konnte bisher noch nicht ausreichend bewiesen werden, obwohl man eine erhöhte Aluminiumkonzentration in den Lymphknoten und im Tumorgewebe von Brustkrebspatientinnen gefunden hat [41; 42].

WAS ALSO KÖNNEN WIR TUN? 3.9.6

Bisher ist nur erwiesen, dass hohe Aluminiumdosen die Nerven des Menschen und den Nachwuchs von Tieren schädigen können. Nach einem ursächlichen Zusammenhang zwischen Aluminium und der Entstehung von Alzheimer oder Krebs wird nach wie vor noch geforscht. Wir haben uns trotz unklarer Studienlage dazu entschieden, lieber jetzt schon eine kritische Haltung einzunehmen und gänzlich auf Aluminiumverbindungen zu verzichten.

Wo immer es geht, sollten wir lieber Aluminium einsparen. Wir können beispielsweise damit beginnen, Lebensmittel in aluminiumfreien Töpfen zu kochen, möglichst keine Aluminiumtuben zu benutzen (auch wenn sie beschichtet sind) und Getränke in Glasflaschen zu kaufen.

Im Bereich der Kosmetik lohnt es sich, auf Produkte ohne Aluminium als Verpackungsmaterial oder Inhaltsstoff zu achten. Anstelle von Aluminium in Deodorants können beispielsweise ätherische Öle von Salbei, Thymian, Ingwer oder Nelken genutzt werden, die auf natürliche Art Bakterien hemmen, ohne die Poren zu verstopfen [43; 44].

3.10 ALKOHOL – FÜR SAUBERKEIT UND HYGIENE

Bei Alkohol in Kosmetika denken wir spontan an Desinfektion und können ihn uns maximal im Gesichtswasser und Nagellackentferner vorstellen. Aber zur sanften Pflege unserer Haut ist Alkohol sicher nicht geeignet, denn Alkohol in Kosmetika vermittelt das Gefühl einer gewissen Aggressivität.

Doch eins ist klar: Ohne Alkohol können wir nicht in den Genuss von vielerlei Wirkungen und Düften kommen.

Und wer jetzt ein eindeutiges *'Für'* und *'Wider'* dem Alkohol erwartet, muss leider enttäuscht werden. Denn Alkohol ist nicht gleich Alkohol. Er existiert in vielen Formen, mit unterschiedlichen Wirkungen und Funktionen.

WAS IST ALKOHOL? 3.10.1

Die Stoffe aus der Alkohol-Gruppe gleichen sich in einem zentralen Element: Sie haben an ihrer mehr oder weniger langen Kohlenstoffkette mindestens eine Hydroxy- (OH-) Gruppe, die dem Ethanol eine gute Mischbarkeit mit Wasser, aber auch eine Lösungsfähigkeit in organischen Substanzen verleiht. Alkohol ist also ein hervorragendes Lösungsmittel für nahezu alle Kosmetikprodukte und liefert zugleich einen effektiven Konservierungseffekt. Unterscheiden tun sich die verschiedenen Alkohole lediglich durch die Länge der Ketten und Anhängsel, die ihnen ihre spezielle Funktion verleihen.

Allgemein gilt, je länger die Ketten sind, desto wasserunlöslicher, fester, süßer werden die Stoffe. Und es überrascht, welche Vertreter alle den Alkoholen zugerechnet werden.

3.10.2 LANG-, MITTEL- UND KURZKETTIGE ALKOHOLE

Die kurzkettigen Alkohole sind wasserlöslich und flüssig. Man findet sie in:

- Desinfektionsmitteln
- Konservierungsmitteln
- Lösungsmitteln (Träger für Geruchsstoffe, z.B. von Heilpflanzen)
- Mitteln gegen Entzündungen
- Reinigungsmitteln

Zu den kurzkettigen Alkoholen gehört in erster Linie das Ethanol (reiner Alkohol, Spiritus), das u.a. als Konservierungs- und Desinfektionsmittel eingesetzt wird und dann auch in hoher Konzentration (etwa 50-70%) in den Präparaten zu finden sein kann. Dadurch, dass Ethanol so schnell verdunstet, verursacht er auf der Haut ein Gefühl von Kühlung und lindert Brennen und Juckreiz. Das prädestiniert ihn z.B. als Begleiter von Pflegestoffen in After-Sun-Mitteln. Vorsicht ist geboten bei offenen Wunden, denn Ethanol brennt darauf wie Feuer aufgrund der Zerstörung einzelner Hautzellen. Im Normalfall verhindert der Säureschutzmantel der Haut, dass Ethanol intakte Haut angreifen kann.

Reiner Alkohol ist auch in der Lage, Zellverbindungen zu durchbrechen, so dass die Aufnahmefähigkeit der Haut für (fettlösliche) Wirkstoffe verbessert wird. Ethanol löst und fixiert auch ätherische Öle aus Pflanzen. Wohlriechende Pflanzenextrakte gäbe es also nicht ohne Alkohol. Pflanzliche Produkte enthalten mitunter einen hohen Gehalt an Ethanol. Er muss jedoch nicht extra ausgewiesen werden, da dieser oftmals erst während des Destillationsprozesses des pflanzlichen Produkts selbst entsteht. Insgesamt eignet sich Ethanol also ganz besonders für die Desinfektion der Haut und Konservierung von Produkten. Für die tägliche Anwendung ist er aber nicht geeignet, denn trockene Haut wird dadurch noch trockener und gereizt. Fettige Haut kann aufgrund der Reizungen noch mehr fetten [45; 46].

Der Konservierungseffekt beginnt bei einem Alkoholanteil von ca. 10 Prozent und zwar unabhängig von Temperatur und pH-Wert der Formulierung. Problematisch wird es erst bei einer 20-prozentigen Ethanolkonzentration oder mehr. In Kombination mit Emulgatoren kann Ethanol die Barrierefunktion der Haut stören und trockene Haut entstehen lassen. In Kombination mit langkettigen Alkoholen (z.B. Glycerin, Sorbitol) kann dagegen der konservierende Effekt schon mit wenigen Prozenten reinen Alkohols erreicht werden.

Benzyl Alcohol (Phenylmethanol) besteht im Vergleich zu Ethanol aus mehr Kohlenstoffatomen und ist deswegen lipophiler (fettliebender). Er ist farblos, etwas ölig und riecht angenehm mild, fast mandelartig (Ethanol riecht stechend). Benzyl Alcohol ist natürlicherweise Bestandteil vieler Pflanzenöle. Er bindet sich hervorragend mit Fetten bzw. Ölen, aber auch mit Wasser und wirkt konservierend und desinfizierend. Folglich ist Benzyl Alcohol sowohl als Desinfektions-, Lösungs- und Konservierungsmittel, als auch als Duftspender in Cremes, Lotionen, Shampoo, Duschgel u.v.m. zu finden. Ätherische Öle enthalten diesen Alkohol von Natur aus. Bei empfindlichen Menschen kann der kurzkettige Alkohol zu allergischen Reaktionen mit sehr trockener, geröteter, juckender, schuppender und schmerzender Haut führen. Da die Gewinnung natürlichen Benzyl Alkohols sehr kostenintensiv ist, wird er meist synthetisch hergestellt.

Einige typische Vertreter kurzkettiger Alkohole sind:

- Alcohol denat. (vergällter Alkohol)
- Benzyl Alcohol
- Diethyl Phthalate (DEP; vergällter Alkohol)
- Dimethyl Phthalate (DMP; vergällter Alkohol)
- Ethanol, Ethyl Alcohol, Alcohol/Alkohol

- Ethanol vergällt
- Methanol
- Propanol
- Phenoxyethanol
- Phenylethanol
- SD Alcohol (vergällter Alkohol)

Langkettige Alkohole (Fett- bzw. Wachsalkohole) sind fest und amphiphil, d.h. einerseits fett, andererseits wasserliebend und damit ideal als Emulgatoren geeignet. Sie werden häufig aus pflanzlichen Ölen oder Fetten (nachwachsenden Rohstoffen, Palmöl, Erdöl, Kokosöl) gewonnen. Sie haben eine völlig andere Funktion als die kurzkettigen Alkohole und werden in der Kosmetik vielfach verwendet als:

- Cremegrundlage
- Emulgatoren in Wasser-Öl-Gemischen
- Feuchtigkeitsspender
- nichtionische und anionische Tenside
- Texturverbesserer
- Weichmacher (Emollient)

[45]

Während die kurzkettigen Alkohole eher austrocknend auf die Haut wirken, sind die langkettigen deutlich fetthaltiger. Sie bewahren die Feuchtigkeit in der Haut. Haut und Haare fühlen sich mit ihnen weicher, glatter, samtiger an.

Typische Vertreter sind:

- Behenyl Alcohol
- Cetearyl Alcohol
- Cetyl Alcohol
- Lanolin Alcohol
- Myristyl Alcohol
- Stearyl Alcohol

Zuckeralkohole sind bedeutend als Feuchtigkeitsspender und -bewahrer. Sie binden das Wasser sowohl im Produkt, als auch in der Haut und ziehen zusätzlich die Umgebungsfeuchtigkeit an. Ein wichtiger und bekannter Vertreter ist Glycerin, das bis in die tieferen Hautschichten vordringt und durch seine hohe Viskosität und hygroskopischen Fähigkeiten hervorsticht. Es hält das Wasser sowohl in der Haut, als auch im Produkt und bindet zusätzlich auch die Luftfeuchtigkeit an die Haut. Als natürlicher Bestandteil der Haut (NMF - Natural Moisturizing Factor) ist es gut verträglich.

In einem Pflegeprodukt mit hohem Fettgehalt kann es nicht durch Wasser ausgewaschen werden.

Doch Vorsicht: In höheren Konzentrationen (30 Prozent und mehr) zieht Glycerin zu viel Wasser aus den tiefer gelegenen Hautschichten und trocknet so die Haut aus [45].

Zu den Zuckeralkoholen zählen z.B.:

- Glycerin
- Sorbitol

Aromatische Alkohole (Phenole) bestehen aus einem zusätzlichen aromatischen Kohlenwasserstoffring. Von einem giftigen und festen Stoff (Phenol), über starke Konservierungsmittel und Duftstoffe bis hin zu effektiven Antioxidantien üben sie ganz unterschiedliche Funktionen aus.

Zu den erwähnten Alkoholen zählen z.B.:

- Chlorphenol
- Methyl Alcohol (Methanol)
- Vanillin

Eben benannte Alkohole dienen u.a. als Grundlage von:

- Antiseptika
- Arzneimitteln
- Desinfektionsmitteln
- Duftstoffen
- Farbstoffen
- Kunstharzen
- Polyamidfasern

3.10.3 INCI-LISTE DER ALKOHOLE

Einige Alkohole sind gut an der Endung *„-ol"* zu erkennen. Ihre Anzahl ist nahezu unendlich, daher können wir an dieser Stelle nicht alle aufführen. Von völlig harmlosen Stoffen, wie Glucose bis zu kritischen, wie die erwähnten Parabene, anionische Tenside und Polyethylenglykole (PEGs) gehören sehr viele Stoffe zu der Substanzklasse der Alkohole.

3.10.4 WIRKUNG UND EIGENSCHAFTEN

Wir haben gesehen, dass Vertreter der Alkoholgruppe in sehr vielen Kosmetika enthalten sein können, weil sie unglaublich vielfältige Funktion ausüben können. So wirken die einzelnen Vertreter z.B.:

- adstringierend (zusammenziehend)
- antibakteriell und desinfizierend
- antioxidativ
- desodorierend (geruchmindernd)
- durchblutungsfördernd
- durchfeuchtend
- emulgierend
- entzündungshemmend
- fettlösend
- konservierend
- rückfettend
- tonisierend

GUTER ALKOHOL - SCHLECHTER ALKOHOL 3.10.5

Grob kann man sagen, dass die langkettigen Verbindungen besser verträglich sind, so wie manche Fettalkohole, die aus natürlichen, pflanzlichen Fettsäuren gewonnen werden. In der Regel werden sie bei Kosmetika als Hautpflegeprodukte eingesetzt, indem sie die Haut schön weich machen und für eine gute Durchfeuchtung sorgen.

Die kurzkettigen Alkohole (Lösungsmittel) sind dagegen eher schlecht. Einwertiger Alkohol kann ab einer gewissen Konzentration die Haut austrocknen und Wunden entstehen lassen. Die Phthalate (Weichmacher) in Haarsprays, Deos oder Gesichtswassern können sogar ernsthaft krank machen, weil sie in vergällter Form verwertet werden und bis ins Blut gelangen können [47].

Aber auch unter den langkettigen Verbindungen (z.B. Mono-Triethanolamine (MEA)) können Schadstoffe sein. Diese können gefährliche Nitrosamine bilden, die krebserregend sein, das Gehirn schädigen und Allergien auslösen können [48].

3.10.6 SOLLEN WIR LIEBER ALKOHOLFREI LEBEN?

Die absolute Konzentration der Alkoholverbindungen kann man nicht anhand der Inhaltsstoffliste erkennen, da es bisher noch keine Deklarierungspflicht dazu gibt. Also bleibt uns nichts anderes übrig, als herauszufinden, an welcher Stelle der Alkohol steht und dann abzuwägen, ob der Nutzen des Produktes den möglichen Schaden durch den Alkohol aufwiegt.

In der Kosmetik heißt *„alkoholfrei“* lediglich, dass kein schlechter, austrocknender Alkohol enthalten ist. Alkohol freie Kosmetika können also durchaus Alkohol enthalten, aber eben nur gute. Diese *„guten“*, empfehlenswerten Alkohole sind die sogenannten Fettalkohole. Sie stammen aus pflanzlichen Rohstoffen, pflegen, beruhigen und befeuchten die Haut und sind gut verträglich.

POLYETHYLENGLYKOLE (PEGS) DIE SCHLEUSER

3.11

Wenn wir all die wunderbaren Effekte auf Haut und Haar mitnehmen wollen, kommen wir an den Polyethylenglykolen (PEGs) nicht vorbei. So glänzen und voluminisieren sie z.B. ein Haar, das eigentlich schlaff und strohig herunterhängen müsste. Das bringt uns in ein großes Dilemma, denn einerseits finden wir die vielen Effekte der PEGs wunderbar, andererseits auch wieder ein wenig gruselig, da sie zaubern, was eigentlich nicht sein kann. Fragt sich nur, wie die PEGs das schaffen. Was sind sie und was bewirken sie?

3.11.1 EIN WEITERES ERDÖLPRODUKT

Die PEGs sind chemische Moleküle, die, je nach ihrer Kettenlänge, flüssig oder fest sind und ganz unterschiedliche Funktionen wahrnehmen können. Sie werden aus einem Erdölderivat (Ethylenoxid) hergestellt und reagieren mit Wasser über Ethylenglycol zu Polyethylene Glycol.

PEGs zählen zu den am meisten verwendeten Stoffen in Kosmetikprodukten. Ihre Hauptaufgabe liegt darin, Stoffe, die sich nicht verbinden wollen (wie Wasser und Öl/Fett), miteinander zu einer stabilen, in sich harmonischen Emulsion zu vereinen. Dazu sind sie sehr günstig, gut verträglich (ihr allergenes Potential ist sehr gering) und vor allem vielseitig einsetzbar. So dienen sie als:

- Emulgator
- Feuchthaltemittel
- Gleitmittel
- Konsistenzgeber
- Lösungsvermittler
- Rückfetter
- Tensid
- Weichmacher

[49]

PEGS SIND VIELFÄLTIG EINSETZBAR 3.11.2

Die PEGs sind extrem flexibel und lassen sich quasi für jede gewünschte Wirkung maßschneidern. Ganz gleich, welche Aufgabe für welche Zielgruppen ansteht, die PEGs können sie vermutlich lösen. Selbst Produkte für Kinder, als auch solche für sehr problematische, kranke Haut enthalten PEGs. Zudem sind sie lange haltbar und unterliegen nicht den üblichen Zersetzungsprozessen.

DIE INCI-LISTE DER PEGS 3.11.3

Für die PEGs existieren eine schier unendliche Menge an Namen, die alle an der Silbe *„PEG“* + Zahl (z.B. PEG-15) oder einem *„eth“* (z.B. Ceteareth) im Namen zu identifizieren sind. Zu den am häufigsten vorkommen PEGs gehört auch ein Tensid: das Sodium Laureth Sulfat.

DAS OMNIPOTENTE VORKOMMEN DER PEGS 3.11.4

PEGs findet häufig überall in Kosmetika, Pflege- und Haushaltsmitteln. Dabei treten sie in verschiedenen Erscheinungsformen auf.

Je nach Aggregatzustand findet man die flüssigen PEGs in:

- Flüssigseifen
- Gesichts-, Haar- und Rasierwassern
- Parfüms
- Shampoos

Die wachsartigen PEGs treten dagegen vorwiegend auf in:

- Cremes, Lotionen
- Haarkuren
- Lippenstiften
- Salben

Sie kommen aber unter anderem auch vor in:

- Anästhetika
- Lebens- und Arzneimitteln
- Textilien
- Zahnpasten
- Wasserfarben

[49]

Wir nehmen sie also aus drei Quellen in unseren Körper auf: über die Haut, die Atmung, den Magen-Darm-Trakt.

WELCHE NACHTEILE HABEN DIE PEGS? 3.11.5

Obwohl die PEGs so praktisch und unglaublich vielseitig sind, tragen sie dennoch ein nicht zu unterschätzendes Gefahrenpotential in sich:

Sie können, aufgrund ihrer synthetischen Herkunft und körperfremden Molekularstruktur, von der Haut nicht abgebaut werden, d.h. sie verbleiben auf der Haut. Als Emulgatoren lösen sie beim Waschen die oberste Talg-/Schutzschicht der Haut mit ab (Auswascheffekt), wodurch die Haut austrocknet und ihr natürlicher Barriereschutz gegen unliebsame Schad- und Umweltstoffe geschwächt wird. Der Abwehrmechanismus unserer Haut wird also herabgesetzt und es kann so zu Allergien, Hautirritationen und Rötungen kommen.

Dann, und das ist das stärkste Argument gegen die PEGs, reagieren sie nicht nur im Produkt mit Wasser und Fett, sondern auch auf der Haut. Das erhöht die Durchlässigkeit der Haut, was einerseits die Aufnahme wertvoller Inhaltsstoffe in tiefer gelegene Schichten ermöglicht, andererseits aber auch die Pforte für jede Menge Schadstoffe öffnet (Penetrationsförderung). Zugleich stören die PEGs die Immunabwehr des Körpers.

Man stelle sich nur mal vor, dass das Pflegeprodukt, das wir täglich benutzen, auch noch andere problematische Inhaltsstoffe beinhaltet, wie z.B. Konservierungsmittel, Duft- oder Farbstoffe [50; 51; 52].

Nicht nur bereits geschädigte oder trockene Haut leidet dann unter ihnen, sondern jede Haut bzw. jeder andere Hauttyp auch, da der Regenerationsprozess durch die PEGs deutlich verzögert werden kann. Mögliche Folgen können sein:

- Allergien
- Hautirritationen
- Kopfschmerzen
- Neurodermitis
- Rötungen der Schleimhäute und Augen
- Übelkeit

Außerdem entwickeln die PEGs aufgrund ihrer extremen Sauerstoffempfindlichkeit unter UV-Licht und in Verbindung mit Metallen (wie Eisenoxid) explosive Hydroperoxide, also aggressive Moleküle, die auch für die Sonnenallergie (Mallorca-Akne) verantwortlich gemacht werden können. Insbesondere bei der Verwendung von Sonnenschutzmitteln mit physikalischen Filtern ist also erhöhte Vorsicht geboten [53].

Zudem lässt sich die PEG-Herstellung nicht exakt steuern, so dass verschiedene Reaktionsprodukte entstehen können, die wiederum diverse Nebenwirkungen haben können. Sodium Laureth Sulfate ist z.B. ein häufig vorkommendes PEG, das nicht nur aufgrund seiner austrocknenden Wirkung in die Kritik geraten ist. Vielmehr kann bei seine Herstellung das krebserregende Dioxan entstehen.

ÖKOLOGISCHE ASPEKTE 3.11.6

PEGs sind wasserlöslich und landen beim Duschen und Haarewaschen mit dem Abwasser im Ökokreislauf. Kleinere Moleküle lassen sich relativ gut abbauen und schaden der Tier- und Pflanzenwelt erst einmal nicht. Die größeren PEG-Moleküle sind aber besonders auf Stabilität und Langlebigkeit konzipiert, wodurch sie erst nach sehr, sehr langer Zeit von den Mikroorganismen abgebaut werden können, wenn überhaupt.

WAS KÖNNEN WIR ALSO TUN? 3.11.7

Wir müssen uns fragen, ob wir das wirklich riskieren wollen: unsere größte Schutzbarriere durch den Einsatz von

PEGs zu perforieren. Die Natur schenkt uns eigentlich genügend Alternativen, so dass wir den PEGs durchaus ausweichen können.

Zucker- und Kokostenside, Glycerinfettsäureester oder Lecithin bzw. waschaktive Aminosäuren sind z.B. hervorragende Emulgatoren, Lösungsvermittler und Tenside, häufig sogar mit Pflegepotential und in aller Regel ohne nennenswerte Nebenwirkungen.

Wer auf die positiven Eigenschaften der PEGs aber dennoch nicht verzichten möchte, sollte zumindest überprüfen, welche anderen Inhaltsstoffe des jeweiligen Produkts durch die PEGs ins Blut geschleust werden könnten.

3.12 PHTHALATE – DIE HORMONARTIGEN WEICHMACHER

Phthalate, also Weichmacher, begegnen uns wo wir auch gehen und stehen. Sie sind in vielen Bodenbelägen, Medikamenten, Kabeln und Schläuchen, Regenjacken, Schuhsohlen, ja sogar in Spielzeugen und in der Kosmetik zu finden.

Schauen wir einmal in unser Badezimmerregal, dann sind höchstwahrscheinlich in einer der Shampoo-, Duschgel- und Make-up-Entferner-Flaschen, in der Zahnpastatube oder anderen Plastikprodukten Phthalate versteckt. Den meisten Nagellacken werden sie beigemischt, damit sie sich besser auftragen lassen und vor allem möglichst lange halten.

Wie gefragt sie sind, zeigen alleine die Zahlen: Pro Jahr werden bis zu eine Million Tonnen Phthalate hergestellt, allein in Westeuropa. Und das, obwohl sie nachweislich der Gesundheit schaden, hormonell wirksam sind und einige sogar von der Europäischen Union als äußerst gefährlich eingestuft wurden [54].

WAS SIND PHTHALATE? 3.12.1

Weichmacher bewirken genau das, was der Name verspricht, nämlich Kunststoffe elastisch, weich, flexibel und geschmeidig zu machen. Sie sorgen dafür, dass sich das Produkt angenehm anfühlt und leicht zu handhaben ist. Umgekehrt kann die geschmeidige Konsistenz einer Creme möglicherweise auf Phthalate zurückzuführen sein.

Auf molekularer Ebene lösen sie starre Verbindungen an jeder beliebigen Stelle, indem sie als eine Art Schmiermittel zwischen bzw. in die Moleküle eindringen und das Material erweichen. Zusätzlich bringen sie sehr praktische Eigenschaften mit sich: Sie ermöglichen eine Licht-, Temperatur- und Feuchtigkeits-Unempfindlichkeit des Materials, sind geruch- und farblos und nur schwer entflammbar. Alles Eigenschaften, die durchaus erstrebenswert sind [55].

Man findet die Phthalate im Bereich der Kosmetik u.a. in:

- Deo
- Duschgel
- Haarspray oder -gel
- Hautcreme
- Nagellack
- Parfüm
- Shampoo
- Sonnencreme
- Wimpern- und Augenbrauenfarbe
- Zahnpasta

WARUM SIND PHTHALATE PROBLEMATISCH? 3.12.2

Die Phthalate sollen hormonell wirksam sein, d.h. sie sind bereits in sehr geringen Mengen in der Lage, unsere Hormone zu imitieren (sogenannte endokrine Disruptoren), sie zu verstärken oder zu hemmen. In der Konsequenz werden sie in Zusammenhang gebracht, mit:

- ADHS (Entwicklungsstörungen des Nervensystems bei Kindern)
- Adipositas (Übergewicht)
- Brust-, Prostata- und Schilddrüsenkrebs
- Diabetes
- Herz-Kreislauf-Erkrankungen
- Unfruchtbarkeit

[56; 57]

Insbesondere auch die Spermienproduktion der Männer scheint davon betroffen zu sein. Auch der Eintritt der Frauen in die Menopause kann bei erhöhten Phthalat-Werten im Schnitt zwei Jahre früher vonstattengehen. Entwicklungsprozesse von Föten im Mutterleib können ebenfalls durch die Phthalate empfindlich und unwiederbringlich gestört werden [58; 59; 60; 61].

Erhöhte Phthalat-Mengen (insbesondere von Mono-3-Carbolypropyl-Phthalaten) sollen auch die Wahrscheinlichkeit für Diabetes erheblich steigern. Gleiches gilt für leicht erhöhte Werte von Mono-n-Butyl-Phthalat und Di-2-Ethylhexyl-Phthalat (in Haarsprays). Hierbei stören die Stoffe die Selbstregulationsmechanismen des Stoffwechsels. In diesem Zusammenhang ist es besonders erstaunlich, dass Phthalate sogar in Medikamenten gegen Diabetes enthalten sein können [62; 63; 64; 65; 66].

Auch Leber und Nieren können durch Phthalate erheblich belastet werden. Sie können bei sensiblen Personen Magenbeschwerden, Durchfall und sogar Gelbsucht verursachen. Auch die Augen, die Haut und die Atmungsorgane können auf Phthalate reagieren. Das ist besonders eklatant, da selbst unser Hausstaub die schädlichen Stoffe enthalten und transportieren kann. Di(2-propylheptyl) phthalat (DPHP) hat sich z.B. im Tierversuch als schädigend für Schilddrüse und Hypophyse (Hirnanhangsdrüse) gezeigt und könnte damit die übergeordneten Hormonsteuersysteme beeinflussen. Das hätte Auswirkungen auf den gesamten Organismus [67].

Phthalate können u.a. als Verunreinigung und als Nebenprodukt bei der Herstellung und der Abfüllung in die

Kosmetikprodukte gelangen. Unglücklicherweise lösen sie sich auch beim Kontakt mit fett-/ölhaltigen Präparaten (z.B. als Teil der Verpackung einer fetthaltigen Creme oder eines Nahrungsmittels) in mikrofeine Partikel auf und dünsten aus Plastikprodukten aus (z.B. bei phthalathaltigen Böden und Verpackungen), so dass sie auf direktem Weg über das Blut in den gesamten Körper gelangen und dort ihre Wirkung auf die Organe ausüben können.

Wenn wir also unsere Anti-Aging-Kosmetik aus einem phthalathaltigen Behälter nehmen, bewirken wir u.U. genau das Gegenteil von dem, was wir eigentlich erreichen wollten: nämlich die vorzeitige Alterung. Es ist also von zentraler Wichtigkeit für die Hersteller von Kosmetik, unter hygienischen und sauberen Bedingungen zu produzieren. Der Produktionsstandort kann sich als Indikator dafür eignen, er lässt sich bei den meisten Anbietern nachschlagen oder zumindest erfragen.

Ein besonders heikles Terrain sind Phthalate, die als Vergällungsmittel genutzt werden. Vergällungsmittel machen Lebensmittel (genießbare Stoffe im Allgemeinen) durch Veränderung von Farbe, Geruch und Geschmack ungenießbar. Diese Eigenschaft nutzt die Kosmetikindustrie, um jene Gesetze zu umgehen, die auf Alkohol (Genussmittel) eine Steuer erheben. Da Alkohol in sehr vielen Kosmetika genutzt wird, wird er einfach mit Hilfe der Phthalate vergällt und damit steuerfrei.

Die Nutzung von alkoholhaltigen Präparaten, wie z.B. After-Shave-Tonics, Deos, Gesichtswasser und Parfümen sowie von Produkten, die auf der Haut verbleiben, steigert ganz enorm das Risiko einer überdurchschnittlichen Phthalat-Belastung. Bisher konnte noch nicht ermittelt werden, welche Menge an Phthalate überhaupt in unseren Körper aufgenommen werden. Man weiß lediglich, dass die Menge höher ist als bislang vermutet [64; 65].

3.12.3 INCI-LISTE DER PHTHALATE

Die Phthalate sind gut an der Endung *„Phthalat"* zu erkennen. Unter allen gelten folgende als besonders riskant:

- Mono-n-Butyl-Phthalat
- Mono-3-Carbolypropyl-Phthalat
- Diethylhexylphthalat (DEHP)
- Diethyl Phthalate (DEP)
- Dimethyl Phthalate (DMP)
- Di(2-propylheptyl)phthalat (DPHP)

Sie können sich aber auch verstecken unter:

- Alcohol denat.

Weitere Phthalate sind:

- Butyl Benzyl Phthalate (BBP)
- Diglycol/CHDM/Isophthalates/SIP Copolymer
- Dihydrogenated Tallow Phthalate
- Dimethicone Copolyol Phthalate
- Dioctyl Phthalate
- Methyl Methacrylate Copolymer
- Polybutylene Terephthalate
- Polyethylene Terephthalate
- Potassium Biphalate
- Sodium Phthalate Stearyl Amide

WAS KÖNNEN WIR ALSO TUN? 3.12.4

Bereits im Januar 2015 hätte laut EU-Kosmetikverordnung der Umgang mit den Phthalaten überprüft werden müssen. Im Juni 2016 wurde dazu zwar ein Entwurf vorgelegt, der die hormonell wirksamen Stoffe identifizieren sollte, ein offizieller Beschluss fehlt jedoch bis heute.

Daher sind wieder die Verbraucher gefragt, selbst aktiv zu werden. Als erstes sollten wir die Liste der Inhaltsstoffe auf unseren Produkten prüfen und darauf achten, Plastik wo immer es geht, zu meiden. Das gilt auch für die Verpackung einer Creme, Lotion o.ä. Für Weichmacher bzw. Vergällungsmittel gibt es gute Alternativen. So empfiehlt das Umweltbundesamt, sie durch beispielsweise Thymol zu ersetzen [37; 60; 67].

GÄNGIGE INHALTSSTOFFE IN KOSMETIKA

Viele unserer Kosmetik- und Pflegeprodukte enthalten Stoffe, die unsere Gesundheit schädigen können. Die Industrie nutzt sie weiterhin, weil sie billig und gut zu verarbeiten sind und die Bedürfnisse der Kunden erst einmal befriedigen. Auf Schaum, Duft oder Sofort-Effekte wollen die wenigsten verzichten, u.a. auch deswegen, weil ihnen der Preis für all die wunderbaren Effekte einfach nicht bewusst ist. Zudem dauert es oftmals lange, bis ein Stoff offiziell für den Einsatz in Kosmetika verboten wird.

Vielleicht ist der eine oder andere Stoff für sich genommen erst einmal nicht schädlich. Doch addiert man die vielen Stoffe, die wir tagtäglich auf unsere Haut und in unsere Körper lassen, werden eventuelle Grenzwerte schnell überschritten. Dabei bedenken wir noch nicht einmal, dass auch Reaktionen unter den Stoffen möglich sind, die gewisse Effekte mitunter sogar exponentiell verstärken können.

Einige der Stoffe gelangen in den Körper und reichern sich in Organen oder dem Fettgewebe an. Die gesundheitlichen Auswirkungen werden wir in der Regel erst nach einer gewissen Zeit spüren. So kumulieren hormonell wirksame

Stoffe meist eine Zeit lang im Fettgewebe und werden erst bei körperlichen Veränderungen wieder aktiviert wie z.B. in der Schwangerschaft und Stillzeit. Im schlimmsten Fall leidet dann also auch der Säugling an den Folgen des Konsums kritischer Inhaltsstoffe und bezahlt mit Wachstums- und Entwicklungsstörungen.

Wir möchten Dir an dieser Stelle die gängigsten Inhaltsstoffe aus allen Produktkategorien an die Hand geben, damit Du prüfen kannst, was in Deiner Kosmetik enthalten ist und ob es ggf. an der Zeit ist, sich anderweitig umzusehen. Wir denken, es ist einfacher nach dem Ausschlussprinzip vorzugehen, als unbedenkliche Alternativstoffe aufzuzeigen, nur um dann festzustellen, dass auch das Ausweichpräparat wieder seine Tücken hat. So kannst Du selbst entscheiden, was Du an bzw. in Deinen Körper lässt und welches Risiko Du eingehen möchtest.

Diese Liste wird natürlich immer unvollständig bleiben, da regelmäßig neue chemische Moleküle konstruiert und analoge Moleküle unter verschiedenen Namen aufgeführt werden. Die Liste bietet also einen Querschnitt durch die zur Zeit gängigsten Schadstoffe aller Kategorien an Hilfs-, Füll-, Wirk- und Zusatzstoffen.

Wir führen an dieser Stelle jeweils das *„Worst-Case-Szenario"* auf. Das aufgeführte Gefahrenpotential der Stoffe stammt größtenteils aus vielerlei Studien und leider auch aus so manchen Tierversuchen. Einige der genannten Gefahren sind aktuellem Kenntnisstand nach eher Verdachtsmomente, die wir hier aber im Sinne der maximalen Sicherheit trotzdem mit aufgeführt haben.

INHALTSSTOFFE VON A BIS Z

- **In Junglück Produkten enthalten.**
- Unbedenklich.
- Bedenklich.
- Vermeiden!

A

Acetamide - können krebserregende Nitrosamine bilden

Acrylates Copolymer (AC) - können die Barrierefunktion der Haut schwächen, machen die Haut durchlässig für Schadstoffe, können 1,4-Dioxan bei der Herstellung generieren

Acrylates Crosspolymer (ACS) - können die Barrierefunktion der Haut schwächen, machen die Haut durchlässig für Schadstoffe, können 1,4-Dioxan bei der Herstellung generieren

Acrylglutamat - alternatives Tensid, gutes Wachvermögens, hautverträglich, biologisch leicht abbaubar

Aktivkohle - alternatives Tensid

Alaun - langfristige Schäden vermutet, verstopft die Poren, könnte Entzündungen und toxische Hautreizungen, Entzündungen der Drüsen oder Granulome verursachen, Verdacht auf Verursacher von Alzheimer und Brustkrebs

Alcloxa - langfristige Schäden vermutet, verstopft die Poren, könnte Entzündungen und toxische Hautreizungen, Entzündungen der Drüsen oder Granulome verursachen, Verdacht auf Verursacher von Alzheimer und Brustkrebs

Alcohol denat. (vergällter Alkohol) - allergen, konzentrationsabhängig austrocknend, beeinflusst Hautschutzmechanismus, schwer abbaubar

Alcohol denat. mit Zusatz Dimetylphthalat, Diethylphthalat, Dimethyl Phthalate, Di-n-Butylphthalat (DBP) - erbgutverändernd, krebserregend

Aldioxa - langfristige Schäden vermutet, verstopft die Poren, könnte Entzündungen und toxische Hautreizungen, Entzündungen der Drüsen oder Granulome verursachen, Verdacht auf Verursacher von Alzheimer und Brustkrebs

Allyl Stearate Copolymer - können die Barrierefunktion der Haut schwächen, machen die Haut durchlässig für Schadstoffe, können 1,4-Dioxan bei der Herstellung generieren

A

Aloe Barbadensis Leaf Juice, Aloe Vera Saft
pflanzlicher Weichmacher

Alumen - langfristige Schäden vermutet, verstopft die Poren, könnte Entzündungen und toxische Hautreizungen, Entzündungen der Drüsen oder Granulome verursachen, Verdacht auf Verursacher von Alzheimer und Brustkrebs

Aluminium Chloride, Aluminum Chlorohydrate, Aluminum Hydroxide, Aluminum silicate, Aluminum Stearate, Aluminum Starch Octenylsuccinate, Aluminum Lactate, Aluminium Powder, Aluminium Zirkonium (Tetrachlorohydrex) - verstopft die Poren, kann Entzündungen und toxische Hautreizungen verursachen, Verdacht auf Verursacher von Alzheimer und Brustkrebs

2-Aminoethanol - allergen, möglicherweise krebserregend, bildet Nitrosamine

Ammonium-Lauryl Sulfate (ALS), Ammonium Laureth Sulfate (ALES) - irritierend; starke Hautentfettung, Hautreizung, schwache bis starke Hautentzündungen

Amodimethicone - verschließt die Poren, unterbindet die Hautatmung, trocknet die Haut aus, kann die Haut langfristig schädigen

Amorphophallus Konjac Root Powder, Titanwurzel, Konjakwurzel - pflanzlich abrasiv, entfernt Zahnbelag oder Verunreinigungen auf der Hautoberfäche, wirkt konservierend sowie hydratisierend

Amylcinnamyl Alcohol - etwas allergen

Aniontenside - können mit Nitrosamine kontaminiert sein, die krebserregend sind

Anise Alcohol - Duftstoff, selten allergen

Argania Spinosa Kernel Oil, Argan Öl
pflanzlich, hautglättend, pflegend

A

B

Ascorbyl Glucoside - empfehlenswertes Antioxidans und natürliches Konservierungsmittel

Atranol - starkes Allergiepotential

Avobenzon
siehe Butyl Methoxydibenzoylmethane

Baummoos absolue (Evernia furfuracea extract)
stark allergen

Behenyl Alcohol
mild, feuchtigkeitsspendend

Bentonit - kann die Poren verstopfen

Benzalkonium Chloride
toxisch, hautreizend, allergen

Benzisothiazolinone - stark allergen, evtl. auch karzinogen und fruchtschädigend, sehr bedenklich

Benzoesäure-Benzylester (Benzoic Acid)
mild, selten allergen

Benzophenone -1, -2, -3, -4, -5, -6, -7, -8, -9, -10, -11, -12
chemische UV-Filter, stehen im Verdacht ein hautdurchdringendes, allergenes und stoffwechselmodulierendes Potential zu haben, krebsverdächtig, allergen

Benzyl Alcohol - biologisch konservierender Duftstoff, in geringen Mengen gut verträglich, potentiell hautaustrocknend

Benzylbenzoat - selten allergen

Benzylcinnamat (Zimtsäure-Benzylester)
etwas allergen

3-Benzylidene Camphor - allergen, hormonell wirksam, Anreicherung im Organismus, vermutlich zellverändernd und karzinogen

Benzylparaben - offiziell zum Einsatz in Kosmetika verboten

Benzyl Phthalate - kann Unfruchtbarkeit fördern, vermutlich hormonell wirksam und karzinogen

B

Benzylsalicylat (Salizylsäure-Benzylester)
selten allergen

Betahydroxysäure (Salizylsäure)
peelend, beruhigend, hydratisierend, harmonisierend auf das Hautbild, hauterneuernd, glättend

Beta vulgaris Root Extract, pflanzlich, Rote Beete Extrakt - färbend, pflegend

Bis-Ethylhexyloxyphenol Methoxyphenyl Triazine (Tinosorb S)
chemischer UV-Filter (UV-A und UV-B-Schutz) mit geringem allergenen Potential, keine hormonelle Wirkung, antioxidative Wirkung

Borat, Borax - toxisch

Boric Acid - vermutlich hormonell wirksam

Bp-3 (Benzophenon-3) - vermutlich krebsfördernd, hormonell wirksam, allergen

5-Bromo-5-Nitro-1.3-Dioxane (Bronidox)
Formaldehydabspalter - kann die Hautalterung beschleunigen, möglicherweise zellschädigend, evtl. krebserregend, stark allergen, kann Nitrosamine bilden

2-Bromo-2-Nitropropane-1
Formaldehydabspalter - kann die Hautalterung beschleunigen, möglicherweise zellschädigend, evtl. krebserregend, stark allergen, kann Nitrosamine bilden

2-Bromo-2-Nitropropane-1,3-Diol (Bronopol)
kann krebserregende Nitrosamine bilden, allergen, Juckreiz auslösend, kann die Hautalterung beschleunigen, kann die Hautflora schädigen

Bronidox - Formaldehydabspalter - kann die Hautalterung beschleunigen, möglicherweise zellschädigend, evtl. krebserregend, stark allergen, kann Nitrosamine bilden

B

Bronopol (2-Bromo-2-Nitropropane -1,3-Diol)
Formaldehydabspalter - kann die Hautalterung beschleunigen, möglicherweise zellschädigend, evtl. krebserregend, stark allergen, kann Nitrosamine bilden

Butane - in hohen Dosen narkotisierend

Butyl Benzyl Phthalate (BBP)
kann Unfruchtbarkeit fördern und hormonell wirksam sein, potentiell karzinogen

Butylene Glycol - gut verträglich, hautpflegend, antibakteriell, kann in zu hohen Konzentrationen die Haut penetrieren und schwächen

Butylene/ Ethylene/ Styrene Copolymer - können die Barrierefunktion der Haut schwächen und die Haut durchlässig für Schadstoffe machen, können 1,4-Dioxan bei der Herstellung generieren

Butylhydroxyanisol (BHA) - möglicherweise hormonell wirksam, fruchtschädigend, erbgutverändernd

B

Butylhydroxytoluol (BHT) - kann fruchtschädigend und allergen wirken, kann die Fortpflanzung schädigen und ist vermutlich krebserregend

Butyl Methoxydibenzoylmethane (Avobenzone)
chemischer UV-Filter mit allergenem Potential, nicht photostabil – kann durch Kombination mit anderen Filtern stabilisiert werden

Butylparaben - gelten bis zu einer Konzentration von 0,19% als sicher. Oberhalb dieser Konzentration vermutlich hormonell wirksam, krebserregend, stark allergen

Butylphenyl Methylpropional (Lilial)
hohes Reiz- und Allergiepotential, evtl. fortpflanzungsschädigend

Butylphthalat - kann Unfruchtbarkeit fördern und hormonell wirksam sein, krebsverdächtig

Butyrospermum Parkii Butter, Sheabutter
hautpflegend, geschmeidig machend

C

Caffeine - Koffein, hautpflegend, durchblutungsfördernd, hemmt / verringert unerwünschten Eigengeruch oder Geschmack des Produkts, hautpflegend

Caprylic / Capric Triglyceride - pflanzlich, macht die Haut geschmeidig, parfümierend, maskierend, hautpflegend, Lösungsmittel

Carbomer - befeuchtend, lindert Augenrötungen, Fremdkörpergefühl, Kratzen, Brennen, Schleimabsonderungen, Lichtempfindlichkeit, müde Augen oder geschwollene Augenlider

Cashmeran - reichert sich im Körper an, giftig

Cationtenside - vermutlich toxisch, allergen und irritierend, langfristig trockenes und sprödes Haar

Cera lanea - oft mit Pestiziden und Schwermetallen verunreinigt, allergisierend, versiegelt die Hautporen, verhindert die Hautatmung

C

Cera Microcristallina - kann die Hautatmung unterbinden, Unterversorgung der Haut verantworten, Faltenbildung und Hautunreinheiten verstärken, allergen

Ceresin - kann die Hautatmung unterbinden, Unterversorgung der Haut verantworten, Faltenbildung und Hautunreinheiten verstärken, allergen, kann Organentzündungen verursachen, krebsverdächtig

Cetalkonium Chloride - vermutlich toxisch, allergen und irritierend, langfristig trockenes und sprödes Haar

Ceteareth-33 - kann die Haut durchlässiger machen, kann Schadstoffe in die Haut schleusen

Cetearyl Alcohol - Fettalkohol aus pflanzlichen Ölen, emulgierend, stabilisierend, viskositätsregulierend, feuchtigkeitsspendend

Ceteth, Ceteth-20 - kann die Haut durchlässiger machen, kann Schadstoffe in die Haut schleusen

C

Cetrimonium Chloride - vermutlich toxisch, allergen und irritierend, langfristig trockenes und sprödes Haar

Cetyl Alcohol - Fettalkohol, mild, feuchtigkeitsspendend

Cetyl-Isononanoat - kann wachstumsstörend wirkend

Chloroacetamide - allergen, hautreizend, evtl. karzinogen, eiweiß- und erbgutverändernd

Chloratranol - starkes Allergiepotential

Chlorhexidin - allergen, hautreizend, evtl. karzinogen, eiweiß- und erbgutverändernd

Chloromethylisothiazolinone - allergen, sehr bedenklich. In Kosmetika, die auf der Haut verbleiben, verboten

Chloroxylenol - leicht bedenklich, gelegentlich hautreizend

Chlorphenesin - allergen, hautreizend, evtl. karzinogen, eiweiß- und erbgutverändernd - sehr bedenklich

Chlorphenol - karzinogen, umweltbelastend

CI #Nummer# - Azorfarbstoffe, im Verdacht Krebs auszulösen, allergen

Cinnamyl Alcohol (Zimtalkohol) - hohes Reiz- und Allergiepotential, evtl. fortpflanzungsschädigend

Citral - etwas allergen

Citric Acid, Zitronensäure - bindet Metallionen, stabilisierend, maskierend, puffernd

Citronellol - etwas allergen

Climbazol - allergen, hautreizend, evtl. karzinogen, eiweiß- und erbgutverändernd

Cocamide MEA/DEA (Mono- Ethanol-Amid) / Kokosfettsäure-Ethanol-Amid
kann krebserregende Nitrosamine bilden

C

Cocamidopropylamine Oxide
können krebserregende Nitrosamine bilden

Cocoamidopropyl Betaine - Tensid

Coco Glucoside - Tensid

Cocoyl Sarcosine - können Nitrosamine bilden

Copolyol - kann die Haut durchlässig für Schadstoffe machen, stört den natürlichen Feuchtigkeitsfaktor der Haut, kann vorzeitige Hautalterung fördern, potentiell krebserregend

Crotonates - evtl. östrogenartige Wirkung, stark allergen, krebsverdächtig

Cumarin/Coumarin - Duftstoff, im Verdacht leberschädigend und krebserregend zu sein

Cycloethoxymethicone - kann die Poren verschließen, hautaustrocknend, kann die Haut langfristig schädigen

Cyclohexasiloxane - kann die Poren verschließen, hautaustrocknend, kann die Haut langfristig schädigen

Cyclomethicone - Mikroplastik, vermutlich hormonell wirksam, kann die Poren verstopfen, reizend, krebsverdächtig, kann Lösungsmittelreste beinhalten, umweltbelastend

Cyclopentasiloxane - vermutlich hormonell wirksam, kann die Poren verstopfen, die Hautatmung unterbinden, trocknen die Haut aus, kann die Haut langfristig schädigen

Cyclotetrasiloxane - vermutlich hormonell wirksam, kann die Poren verstopfen, die Hautatmung unterbinden, trocknen die Haut aus, kann die Haut langfristig schädigen

DEA-Cetylphosphat - können krebserregende Nitrosamine bilden

Decylene Glycol - hautpflegend, feuchtigkeitsspendend

D

Diazolidinyl-Urea (Harnstoff)
Formaldehydabspalter - beschleunigt die Hautalterung, zellschädigend, evtl. krebserregend, stark allergen und hautreizend - sehr bedenklich

Dibrom-Dicyanobutan (Euxyl K 400 R)
stark allergen, juckreizauslösend

Dibutyl-Phthalate (DBP) - kann Unfruchtbarkeit fördern, vermutlich hormonell wirksam und karzinogen

Dichlorbenzyl Alcohol - stark allergen, evtl. auch karzinogen und fruchtschädigend

Dichlorphenyl-Imidazoldioxolan
allergen, krebsverdächtig, kann sich im Fettgewebe anreichern

Diethanolamine (DEA) - haut- und schleimhautreizend, möglicherweise karzinogen und gehirnschädigend, evtl. Nitrosamin belastet

Diethylamino Hydroxybenzoyl Hexyl Benzoate
chemischer U-VA-Filter mit geringem allergenen Potential, vermutlich keine endokrine Wirkung

Diethylhexyl Butamido Triazone (Iscotrizinol)
chemischer UV-Filter mit geringem allergenen Potential, von Greenpeace als unbedenklich eingestuft

Diethylhexyl Phthalate (DEHP)
Weichmacher, von EU als fortpflanzungsgefährdend eingestuft, karzinogen

Diethyl Phthalate (DEP) - im Verdacht hormonell wirksam zu sein und Fortpflanzung und Entwicklung zu schädigen, schwer abbaubar

Diglycol/CHDM/Isophthalates/Sip Copolymer
Weichmacher, filmbildend

Dihydrobutidin - Formaldehydabspalter - kann die Hautalterung beschleunigen, zellschädigend, evtl. krebserregend, stark allergen, kann Nitrosamine bilden

Dihydrogenated Tallow Phthalate - zerstört den Hautschutz, kann Fortpflanzung und Entwicklung schädigen und hormonell wirksam sein

Dihydroxybiphenyl - hormonell wirksam

D

- **1,2-Dihydroxypropane** - allergen, kann Leber-und Nierenschäden verursachen

- **Dimethicone/Dimethicone Copolyol, Dimethiconol** - verstopft die Poren, verhindert Hautatmung, reizend, krebsverdächtig, kann Lösungsmittelreste beinhalten

- **Dimethicone Copolyol Phthalate** - zerstört den Hautschutz, giftig, vermutlich hormonell wirksam und organschädigend

- **2,4-Dimethyl-3-Cyclohexene Carboxaldehyde (Lyral)** - hohes Reiz- und Allergiepotential, evtl. fortpflanzungsschädigend

- **Dimethyl Imidazolidinone** - stark allergen, karzinogen, schädigt die Hautflora, lässt die Haut schneller altern

- **Dimethyl Phthalate (DMP)** - kann hormonell wirksam sein und Fortpflanzung und Entwicklung schädigen, schwer abbaubar

Di-n-Butylphthalat (DBP)
vermutlich krebserregend, erbgutverändernd

Dioctyl Phthalate - vermutlich krebserregend, erbgutverändernd, kann Unfruchtbarkeit fördern und hormonell wirksam sein

3-Diol - Formaldehydabspalter - beschleunigt die Hautalterung, zellschädigend, evtl. krebserregend, stark allergen, kann Nitrosamine bilden

1,4-Dioxan - allergen, toxisch, karzinogen

Di(2-propylheptyl)phthalat (DPHP)
im Tierversuch schädigend für Schilddrüse und Hypophyse, Verdacht auf negative Auswirkung für Mensch und Umwelt

Disodium Oleamide/Disodium Laureth Sulfosuccinate/Disodium Oleamide Sulfosuccinate/Disodium Dioctyl Sulfosuccinate
stark allergen, können Organschäden verursachen, die Augen schädigen, das Haarwachstum stoppen, Heilungsprozesse verzögern, mit Nitrosamine verunreinigt sein

D

E

DM-Hydantoin, DMDM-Hydantoin
Formaldehydabspalter, beschleunigt die Hautalterung, zellschädigend, evtl. krebserregend, stark allergen, kann Nitrosamine bilden; evtl. eiweißverändernd, evtl. erbgutverändernd
sehr bedenklich

Drometrizole Trisiloxane (Meroxyl XL)
chemischer UV-Filter (UV-A und UV-B-Schutz) mit geringem allergenen Potential, von Greenpeace als unbedenklich eingestuft

EDTA, Ethylene-Diamino-Tetra-Acetate
potentiell gesundheitsschädlich

Eichenmoos absolue (Evernia prunastri extract)
stark allergen

EHT-50 - können in der Lunge Immunreaktionen auslösen, wahrscheinlich krebserregend und erbgutschädigend, evtl. ins Gehirn gelangend

Elastin (mit hoher Molekülmasse) - legt sich wie ein Film auf die Haut und kann die Haut ersticken

Enzulisol - allergen, kann in den Körper gelangen und hormonell wirksam sein, kann den Stoffwechsel beeinflussen

Ethanol, Ethyl Alcohol - desinfizierend, reinigend, kann bei hoher Konzentration austrocknend wirken

Ethanolamine - haut- und schleimhautreizend, möglicherweise karzinogen, können Nitrosamine bilden

Ethersulfat - stark allergen, können Organschäden verursachen, die Augen schädigen, das Haarwachstum stoppen, Heilungsprozesse verzögern, mit Nitrosamine verunreinigt sein

Ethyl Alcohol - siehe Ethanol

Ethylen Copolymer - können die Barrierefunktion der Haut schwächen und, die Haut durchlässig für Schadstoffe machen, können 1,4-Dioxan bei der Herstellung generieren

Ethylen Vinylacetat Copolymer - können die Barrierefunktion der Haut schwächen und, die Haut durchlässig für Schadstoffe machen, können 1,4-Dioxan bei der Herstellung generieren

Ethylhexyl Dimethyl Paba - hormonell wirksam, krebsverdächtig, allergen, können in den Körper gelangen und den Stoffwechsel beeinflussen

Ethylhexyl Methoxycinnamate - chemischer UV-Filter, allergen, hormonell wirksam, Anreicherung im Organismus, kann den Stoffwechsel beeinflussen

Ethylhexyl Triazone - chemischer UV-B-Filter mit geringem allergenen Potential, wird von Greenpeace als unbedenklich eingestuft

Ethylparaben - bis zu einer Konzentration von 0,4 % (0,8 % bei Gemischen) sicher, darüber vermutlich hormonell wirksam, krebserregend, stark allergen

Evernia furfuracea extract - stark allergen

Eugenol - etwas allergen

Euxyl 100 - stark allergen und Juckreiz auslösend

EVA - können die Barrierefunktion der Haut schwächen und, die Haut durchlässig für Schadstoffe machen, können 1,4-Dioxan bei der Herstellung generieren

Evernia Furfuracea Extract (Baummoos)
hohes Reiz- und Allergiepotential, evtl. fortpflanzungsschädigend

Evernia Prunastri Extract (Eichenmoos)
hohes Reiz- und Allergiepotential, evtl. fortpflanzungsschädigend

F, D und C Farbstoffe
enthalten Schwermetallsalze, verursachen Hautempfindlichkeit und Entzündungen, fast alle krebserregend

Farnesol - stark allergen

Fructooligosaccharides
feuchtigkeitsspendend, hautpflegend

F
G
H

Fullerene - können in der Lunge Immunreaktionen auslösen, wahrscheinlich krebserregend und erbgutschädigend, evtl. ins Gehirn gelangend

Geraniol - etwas allergen

Germaben II, Germall II, Germall 115
Formaldehydabspalter - kann die Hautalterung beschleunigen, evtl. zellschädigend, evtl. krebserregend, stark allergen

Glycerin - feuchtigkeitsbewahrend, hautschützend, viskositätsregelnd, maskierend, vergällend, kann in höheren Konzentrationen hautreizend wirken

Glycine - kann Wachstumsstörungen verursachen

Glyceryl-Stearat - kann Wachstumsstörungen verursachen

Glycol - allergen, kann die Haut austrocknen

Hafereiweiß - alternatives Tensid

Heilerde - alternatives Tensid

**Helianthus Annuus Seed Oil,
Sonnenblumenkernnöl** - geschmeidig machend

Hexamidin-Diisethionate - zerstört die natürliche Hautflora, stark allergen

(Hexyl-)Cinnamal (Zimtaldehyd) - stark allergen

Hexylene Glycol - hält Haut in einem guten Zustand, kann hautfreundliche Bakterien abtöten und Allergien auslösen

Homomenthyl Salicylate (Homosalate)
chemischer UV-Filter, allergen,
Hinweise auf hormonelle Wirksamkeit,
Bioakkumulationsverhalten

Hydrolyzed Corn Starch - Maisstärke, pflanzlich, feuchthaltend, viskositätsregulierend, hautpflegend

Hydroxybenzoat, Hydroxybenzoesäure
evtl. östrogenartige Wirkung, kann in den Körper gelangen, stark allergen, krebsverdächtig, kann den Stoffwechsel beeinflussen

H

I

- **Hydroxycinnamic acid**
  vermutlich hormonell wirksam

- **Hydroxycitronellal (Maiglöckchen)**
  hohes Reiz- und Allergiepotential,
  evtl. fortpflanzungsschädigend

- **Hydroxyethyl Ethylcellulose** - bildet einen Film auf der Haut, kann Reste von Dioxan enthalten

- **Hydroxyisohexyl 3-Cyclohexene Carboxaldehyde (Lyral)** - hohes Reiz- und Allergiepotential, evtl. fortpflanzungsschädigend

- **Imidazolidinyl Urea** - Formaldehydabspalter, kann die Hautalterung beschleungen, evtl. zellschädigend, evtl. krebserregend, stark allergen, sehr bedenklich

- **Iodopropynyl Butylcarbamate**
  allergen, hautreizend, evtl. karzinogen, eiweiß- und erbgutverändernd, kann sich im Fettgewebe anreichern - sehr bedenklich

- **Iscotrizinol** - allergen, kann in den Körper gelangen und kann den Stoffwechsel beeinflussen

Isoamyl p-Methoxycinnamate - chemischer UV-Filter, allergen, kann phototoxisch wirken

Isobutylparaben - hormonell wirksam, karzinogen, lagert sich im Organismus ab. Die EU empfiehlt, diesen Stoff zu verbieten.

Isoeugenol (Gewürznelke) - hohes Reiz- und Allergiepotential, evtl. fortpflanzungsschädigend

Isohexadecane - versiegelt die Haut, kann Rückstände von Formaldehyd enthalten

Isoparaffine - chemische Lösemittel, meist aus Erdöl hergestellt, können Poren verschließen

Isopropyl Alcohol - desinfizierend, entfettend

Isopropyl Myristate - kann Hautunreinheiten (Mitesser) verursachen

Isopropyl Palmitate - kann Hautunreinheiten (Mitesser) verursachen

I
K
L

Isopropylparaben - vermutlich hormonell wirksam, karzinogen, kann sich im Organismus ablagern.

Isothiazolinone - allergen

Kaolin - absorbierend, bindet Fett, kann als natürliches Peeling genutzt werden

Kieselsäure - alternatives Tensid

Kokosglucoside - alternative Tenside

Lactamide MEA - können krebserregende Nitrosamine bilden

Lanolin - versiegelt die Haut, evtl. allergen, manchmal mit Pestiziden und Schwermetallen verunreinigt

Lanolin Alcohol - mild, feuchtigkeitsspendend

LAS-Tenside - hautreizend

Lauramide DEA (Di-Ethyl-Amid), Laurinsäure-Dieethanolamid, Linoleamide DEA
können krebserregende Nitrosamine bilden, möglicherweise erbgutverändernd

Lauramine Oxyde - können krebserregende Nitrosamine bilden

Laureth-2, Laureth-3 - kann Reste von Ethylenoxid und Dioxan enthalten

Lauryl Dimonium Hydrolysed Collagen
möglicherweise toxisch, allergen und irritierend, langfristig trockenes und sprödes Haar

Lauryl Sulfat - evtl. dioxinbelastet, kann die Haut durchlässig für Schadstoffe machen

Lavaerde - alternatives Tensid

Lilial - etwas allergen

Limonene - Duftstoff, selten allergen

L

M

Linalool - Duftstoff, selten allergen

Lyral - stark allergen

Magnesium stearate - feuchtigkeitsspendend, kosmetischer Farbstoff, quellend

Majantol - stark allergen, Kontaktdermatitis und Ekzeme möglich

3-MBC, 4-MBC (Methylbenzylidencampher) allergen, vermutlich hormonell wirksam, krebsverdächtig

MDM Hydantoin - stark allergen, karzinogen, kann die Hautflora schädigen, lässt die Haut schneller altern

MEA-Borate - toxisch

MEA (Monoethanolamine)-Lauryl Sulfate kann Nitrosamine bilden, erbgutschädigend, krebserregend, allergen

Meroxyl XL - allergen, kann in den Körper gelangen und kann den Stoffwechsel beeinflussten

M

Methacrylate Copolymer - können die Barrierefunktion der Haut schwächen, machen die Haut durchlässiger für Schadstoffe, können 1,4-Dioxan bei der Herstellung generieren ●

Methacryloxybenzophenone-1-Copolymer evtl. östrogenartige Wirkung, können in den Körper gelangen, stark allergen, krebsverdächtig ●

Methenamine - Formaldehydabspalter - können die Hautalterung beschleunigen, zellschädigend, evtl. krebserregend, stark allergen ●

Methicone - können die Poren verschließen, die Hautatmung unterbinden, austrocknend, können die Haut langfristig schädigen ●

Methyl Alcohol - allergen, kann die Haut austrocknen ●

4-Methylbenzylidene Camphor, 4-MBC allergen, vermutlich hormonell wirksam, Anreicherung im Organismus möglich, krebsverdächtig, kann den Stoffwechsel beeinflussen ●

M

- **Methylchloroisothiazolinone / Methylisothiazolinone** - allergen, hautreizend, evtl. karzinogen, eiweiß- und erbgutverändernd - sehr bedenklich

- **Methyldibromo-Glutaronitril** - stark allergen, hautreizend, evtl. karzinogen, eiweiß- und erbgutverändernd, kann die Haut schneller altern lassen - sehr bedenklich

- **Methylene Bis-Benzotriazolyl Tetramethylbutylphenol (nano)** - allergen, kann in den Körper gelangen, vermutlich hormonell wirksam, kann den Stoffwechsel beeinflussen

- **Methyl Ethyl Glycol (MEG), Methylethylene Glycol** - allergen, kann Leber- und Nierenschäden verursachen

- **Methylgluceth** - stark allergen

- **Methylhydantoin** - Formaldehydabspalter - kann die Hautalterung beschleunigen, evtl. zellschädigend, evtl. krebserregend, stark allergen

Methylisothiazolinone - allergen, evtl. karzinogen und fruchtschädigend - in Kosmetika, die auf der Haut verbleiben, verboten

Methyl Methacrylate Copolymer
kann Unfruchtbarkeit fördern und hormonell wirksam sein, krebsverdächtig

Methylparaben - als Rückstand in Brustkrebstumoren gefunden, kann hormonell wirken, kann die Hornschicht durchdringen und Kreuzallergien auslösen

Mexoryl SX - allergen, kann in den Körper gelangen, vermutlich hormonell wirksam, kann den Stoffwechsel beeinflussen

Mineral Oil - krebsverdächtig, Ablagerung in den Organen nicht ausgeschlossen

Mipa-Borate - toxisch

Mono-3-Carbolypropyl-Phthalat
kann Unfruchtbarkeit fördern und hormonell wirksam sein, krebsverdächtig

M

N

Monoethanolamine - haut- und schleimhautreizend, möglicherweise karzinogen

Mono-n-Butyl-Phthalat - kann Unfruchtbarkeit fördern und hormonell wirksam sein, krebsverdächtig

Myristyl Alcohol - mild, feuchtigkeitsspendend

Myristol Pentapeptide-17 - hautpflegend, haarstärkend und verdickend

Natrium Benzoate - stark allergen

Natriumdodecylpoly-Oxyethylen
hautreizend, kann die Haut austrocknen

Natrium Dodecyl Sulfat - stark allergen, verursacht evtl. Organschäden, kann die Augen schädigen, das Haarwachstum stoppen, mit Nitrosamine verunreinigt sein

Natriumlaurylethersulfat (SLES) - Tensid, trocknet aus, kann hautreizend sein und die Barrierefunktion der Haut stören

N
O

Natriumlaurylsulfat (SLS) - Tensid, trocknet aus, kann hautreizend sein und die Barrierefunktion der Haut stören

Natriumpolyoxyethylen (1-4) dodecylethersulfat hautreizend, kann die Haut austrocknen

Natriumtetraborate - toxisch

Nitrilo-2,2N, 2NN-Nitrilotriethanol, 2NN-Nitrilotrisethanol - allergen, möglicherweise krebserregend, kann Nitrosamine bilden

Nylon-6, Nylon-12 - können die Barrierefunktion der Haut schwächen und die Haut durchlässig für Schadstoffe machen, können 1,4-Dioxan bei der Herstellung generieren

Octocrylene - chemischer UV-Filter, allergen, Bioakkumulationspotential, vermutlich nicht biologisch abbaubar

Octoxyglycerin - kann Wachstumsstörungen verursachen

O

Octyl-Dimethyl-Para-Amino-Benzoic-Acid
allergen, vermutlich hormonell wirksam

Octyl Methoxycinnamate - chemischer UV-Filter, steht im Verdacht ein hautdurchdringendes, allergenes und hormonaktives Potential zu haben

Octyl Palmitate - hautglättend, kann Akne und Mitesser verursachen

Oleamide DEA - können karzinogen Nitrosamine bilden

OMC (Octyl-Methoxycinnamat) - allergen, vermutlich hormonell wirksam, krebsverdächtig

Oxybenzon - siehe Benzophenone-3

Oxybenzoen, Oxybenzonsäure, Oxybenzoat
evtl. östrogenartige Wirkung, kann in den Körper gelangen, stark allergen, krebsverdächtig, kann den Stoffwechsel beeinflussen

Ozokerite - dichtet die Haut ab, verhindert die Hautatmung, verantwortet Unterversorgung der Haut, kann Faltenbildung und Hautunreinheiten verstärken, kann sich im Körper anreichern

P-7 - steht im Verdacht, Acrylamid zu enthalten, schwächen die Barrierefunktion der Haut, machen die Haut durchlässig für Schadstoffe

Padimate-O (OD-PABA) - allergen, vermutlich hormonell wirksam

Paraffin, Paraffinum Liquidum (Paraffinöl) unterbindet die Hautatmung, verantwortet Unterversorgung der Haut, verstärkte Faltenbildung, Hautunreinheiten, allergen, Erdölprodukt

Parfum - allergen, kann hautreizend wirken und photoallergische Reaktionen fördern

PDMS - kann die Poren verschließen, kann die Haut austrocknen, kann die Haut langfristig schädigen

P

PEG (Polyethylene Glycol) - Mikroplastik, schwächen die Barrierefunktion der Haut, können die Haut durchlässig für Schadstoffe machen

Pentylene Glycol - feuchtigkeitsspendend, hautpflegend, konservierend

Pentylparaben - Die EU empfiehlt, diesen Stoff aufgrund ungenügender Datenlage zu verbieten

Petrolatum - unterbindet die Hautatmung, austrocknend, komedogen

PHB-Ester - die meisten gelten bis zu einer Konzentration von 0,19% als sicher, darüber vermutlich hormonell wirksam, toxisch, stark allergen, karzinogen

Phenoxyethanol - leicht bedenklich, gelegentlich hautreizend

Phenylbenzimidazole Sulfonic Acid
chemischer UV-Filter (UV-B-Schutz und minimaler UV-A-Schutz), Bioakkumulationspotenital, krebsverdächtig

P

Phenylethanol - gelegentlich hautreizend, kann die Haut austrocknen

Phenyl Mercuric Borate - toxisch

Phenylparaben - vermutlich hormonell wirksam. Die EU empfiehlt, diesen Stoff aufgrund der ungenügenden Datenlage zu verbieten

Phenyl Trimethicone - kann die Poren verschließen, kann die Haut austrocknen, kann die Haut langfristig schädigen

Polyacrylate (PA) - können die Barrierefunktion der Haut schwächen und die Haut durchlässig für Schadstoffe machen

Polyamide - können die Barrierefunktion der Haut schwächen und die Haut durchlässig für Schadstoffe machen, umweltbelastend

Polybutylene Terephthalate - filmbildend, können die Barrierefunktion der Haut schwächen und die Haut durchlässig für Schadstoffe machen

P

Polydimethylsiloxane (PDMS) - kann die Poren verschließen, kann die Haut austrocknen, kann die Haut langfristig schädigen

Polyethylene (PE) - Mikroplastik, biologisch nicht abbaubar, filmbildend

Polyethylene Glycol - siehe PEG

Polyethylene Terephthalate (PET) - Mikroplastik, biologisch nicht abbaubar, filmbildend

Polyglyceryl-4-Caprate,
Polyglyceryl-6 Caprylate - Emulgator

Polyglyceryl-3 Cocoate
pflanzlicher Emulgator

Polyglyceryl-3-Oleat - im Verdacht Wachstumsstörungen zu verursachen

Polyglyceryl-6 Ricinoleate
Emulgator

Polyglyceryl-3-Polyricinoleate
Emulgator, viskositätsregelnd

Polyglycol - macht die Haut durchlässig für Schadstoffe, stört den natürlichen Feuchtigkeitsfaktor der Haut, potentiell krebserregend

Polymethyl Methacrylate - kann toxisch belastet sein, filmbildend

Polyoxyethylen - kann die Poren verschließen, austrocknend, kann die Haut langfristig schädigen

Polypropylen (PP), Polypropylen Glycol (PPG), Polypropylene Terephthalete - schwächen die Barrierefunktion der Haut, machen die Haut durchlässig für Schadstoffe

Polyquaternium - im Verdacht, Acrylamid zu enthalten, filmbildend, biologisch nicht abbaubar

Polysiloxane - verschließt die Poren, verhindert die Hautatmung, kann die Haut austrocknen, kann die Haut langfristig schädigen

P

Polystyrene (PS) - Mikroplastik, filmbildend, machen die Haut durchlässig für Schadstoffe

Polyurethane (PUR) - können die Barrierefunktion der Haut schwächen und die Haut durchlässig für Schadstoffe machen

Potassium Biphthalate - kann Unfruchtbarkeit fördern und hormonell wirksam sein, schwer abbaubar

Potassium Borate - toxisch

Potassium Sorbate - allergen

Propanal (Lilial) - hohes Reiz- und Allergiepotential, evtl. fortpflanzungsschädigend

1,2-Propanediol - reizend, allergen

Propanol - allergen, kann die Haut austrocknen

Propylene Glycol - mehrwertiger Alkohol, feuchtigkeitsspendend, kann in zu hoher Konzentration austrocknend und reizend wirken

P
Q
R

Propylparaben - gelten bis zu einer Konzentration von 0,19% als sicher, darüber vermutlich hormonell wirksam, toxisch, stark allergen, karzinogen

Prunus Amygdalus Dulcis Oil
pflanzlich, reizlindernd

Quaternium-7, -15 , -31, -51, - 60, usw.
Formaldehydabspalter – vermutlich zellschädigend, evtl. krebserregend, stark allergen, reizend, toxisch

Retinyl Palmitate - Retinol-Ester, Retinol-Vorstufe, Vitamin A - zellregenerierend, hautpflegend, unterstützt Kollagenbildung, antioxidativ

Ricinus Communis Seed Oil, Rizinus Öl
glättend, ausgleichend, maskierend, feuchtigkeitsspendend, hautpflegend

Rosa Damascena Flower Water, Rosenwasser
hautschützend, maskierend

S

Salicylic Acid - siehe Betahydroxysäure

SD Alcohol - führt gelegentlich zu Hautreizungen, kann die Haut austrocknen

Silica, Kieselsäure - abrasiv, absorbierend, quellend, eintrübend, viskositätsregelnd

Silicium dioxid nano - können in der Lunge Immunreaktionen auslösen, wahrscheinlich krebserregend und erbgutschädigend, evtl. ins Gehirn gelangend

Silicon, Silikon - kann sich im Körper anreichern, porenverschließend, verhindert Hautatmung, trocknet die Haut aus

Silsesquioxane - kann die Poren verschließen, die Hautatmung unterbinden, kann die Haut langfristig schädigen

Simethicone - kann die Poren verschließen, die Hautatmung unterbinden, kann die Haut langfristig schädigen

S

Simmondsia Chinensis Seed Oil, Jojobaöl
pflegend, geschmeidig machend, hautpflegend

Sodium Benzoate - stark allergen

Sodium Borate - toxisch

Sodium Cetearyl Sulfat - entfettend, hautreizend

Sodium Citrate
pH-Wert stabilisierend, puffernd

Sodium Hyaluronate, Hyaluronsäure
feuchtigkeitsspendend, feuchtigkeitsbewahrend, hautpflegend

Sodium Hydroxide - puffernd, vergällend, pH-Wert stabilisierend

Sodium Hydroxymethylglycinate
Konservierungsstoff, vermutlich krebserregend

Sodium Laureth Sulfate - können die Haut irritieren, kann die Haut durchlässiger für Schadstoffe machen, biologisch nicht abbaubar

S

Sodium Lauryl Sulfate - hautreizend, irritierend

Sodium Myreth Sulfat - kann die Haut irritieren und durchlässiger für Schadstoffe machen, biologisch nicht abbaubar

Sodium Perborate - toxisch

Sodium Stearoyl Glutamate
Emulgator, hautpflegend, reinigend

Sorbitol - mild, macht die Haut weich

Soyamide DE - karzinogen

Squalane (Lipid) - geschmeidig machend, hautpflegend, rückfettend

Steareth - macht die Haut durchlässiger, können Schadstoffe in die Haut schleusen

Stearyl Alcohol - mild, feuchtigkeitsspendend

Sucrose Polystearate (Sterinsäure)
hautpflegend, empfehlenswerter Emulgator

T

Talkum - beim Einatmen vermutlich schädlich für das Atmungssystem, möglicherweise krebserregend

TEA (Trithanolamine)-Dodecyl Benzenesulfonate, TEA Lactat,TEA-Laureth/Lauryl Sulfate, TEA-Stearate, TEA-Tallate - allergen, langfristig toxisch

Tetrasodium EDTA, Trisodium EDTA - potentiell gesundheitsschädlich, leicht giftig, sehr allergen

Terephthalylidene Dicamphor Sulfonic Acid chemischer UV-Filter, allergen, vermutlich hormonell wirksam, kann Irritationen auslösen

Thymol - antibakteriell, macht kosmetische Produkte ungenießbar, wird auch als Haarfärbemittel eingesetzt

Titanium Dioxid - physikalischer UV-Filter, reflektiert UV-Strahlen, dringt nicht in die Haut ein

Titanium Dioxid (nano) - kann in der Lunge Immunreaktionen auslösen, wahrscheinlich krebserregend und erbgutschädigend

T

Tocopherol, Vitamin E - Antioxidans, maskierend, hautpflegend, feuchtigkeitsspendend

Tosylamide/Formaldehyde Resin
Formaldehyabspalter - zellschädigend, evtl. krebserregend, stark allergen

Totarol – antibakteriell, entzündungshemmend, antioxidativ

Triaethanolamine - allergen, möglicherweise krebserregend, bildet Nitrosamine

Triclocarban - stark allergen, evtl. auch karzinogen, umweltbelastend

Triclosan - leber- und nervenschädigend, allergisierend in Verbindung mit Licht, evtl. erbgutverändernd, kann Dioxinen entwickeln, verursacht Bakterienresistenzen, Umweltgift, karzinogen, schädigt die Hautflora

Triethenolamine (TEA), Triethanolamine-Dodecyl Benzenesulfonate, 2NN-Triethanol - haut- und schleimhautreizend, möglicherweise karzinogen, bildet Nitrosamine

Trifluoromethyl-C1-4-Alkyl Dimethicone allergen, evtl. karzinogen

Trimethylsiloxysilicate - kann die Poren verschließen, die Hautatmung unterbinden, kann die Haut langfristig schädigen

Tromethamine - allergen, möglicherweise krebserregend, können karzinogene Nitrosamine bilden

Undecyleneamide DEA - können karzinogene Nitrosamine bilden

Urea - Harnstoff, hautpflegend, feuchtigkeitsspendend

VA Copolymer - pflanzlicher Duft- und Geschmacksstoff, verringert oder hemmt den Eigengeruch eines Produktes

Vanillin - pflanzlicher Duft- und Geschmacksstoff, verringert / hemmt den Eigengeruch eines Produktes

Vaseline - siehe Petrolatum

Xanthan Gum - gelbildend, emulgierend, hautpflegend, viskositätsregelnd

Zinc Borate - antimikrobiell, toxisch

Zinc Sulfate - konservierend, adstringierend, antimikrobiell, desinfizierend, antiseptisch

Zinc Oxide (Zinkoxid) - physikalischer UV-Filter, reflektiert UV-Strahlen, dringt nicht in die Haut ein

Zinc Oxide (nano) - können in der Lunge Immunreaktionen auslösen, wahrscheinlich krebserregend und erbgutschädigend

[68; 69; 70; 71; 72; 73]

MÖGLICHKEITEN
ZUR SOFORT-BEURTEILUNG
DEINER PRODUKTE

Heutzutage werden Apps von neutralen Instituten für das Smartphone angeboten, die per Barcode die Überprüfung eines jeden Konsumproduktes erlauben. So weiß man direkt, ob das Produkt schädliche Inhaltsstoffe enthält oder es als unbedenklich einzustufen ist.

CODECHECK-APP

Eine der populärsten Apps ist Codecheck. Durch Scannen des Barcodes mittels der Handykamera können Produkt und Inhaltsstoffe in Sekundenschnelle überprüft werden. Dabei werden nicht nur hormonell wirksame und potentiell allergene Stoffe angegeben, es werden auch Aussagen bezüglich der Gewinnung eines Stoffes und dessen ökologischer Kontroversen aufgeführt, sofern vorhanden.

7 ÜBER UNS

Reinheit, Nachhaltigkeit, Transparenz und soziale Verantwortung sind die Säulen, auf denen die Unternehmensphilosophie von Junglück® basieren. Wir möchten in unseren Produkten eine konsequente Authentizität in unserem Leben, unserer Arbeit und einen respektvollen Umgang mit den Ressourcen der Natur darstellen.

JUNGLÜCK

Authentizität bedeutet hier, den Schutz der Umwelt nicht nur bei der Herstellung unserer Produkte zu berücksichtigen, sondern bis in den Privatbereich hinein zu leben. Dieses Höchstmaß an Verantwortlichkeit gegenüber Umwelt und Kundschaft spiegelt sich auch darin wider, dass die Nachhaltigkeit der verwendeten Inhaltsstoffe für jedermann transparent abgebildet werden.

Auf Plastikbeimischungen und Plastikverpackungen zu verzichten, ist für uns selbstverständlich. Ein Glas-Recyclingprogramm mit Bonusvergabe soll unsere Kundschaft zusätzlich ermuntern, unseren Nachhaltigkeitsgedanken aktiv mitzugestalten. Mikroplastik in den Produkten wird es bei uns ebenfalls nicht geben! Wir möchten die Meere nicht weiter unnötig mit Plastik belasten. Wir hoffen, dabei perspektivisch auch eine Vorbildposition einzunehmen, die die Marktführer im Kosmetikbereich zur Nachahmung zu animieren vermag. Wir unterstreichen diesen freiwilligen Verzicht u.a. durch unsere Mitgliedschaft in der Non-Profit-Organisation *Pacific Garbage Screening*.

Da sich CO_2-Emissionen bei der Produktion leider nicht vermeiden lassen, versuchen wir dies durch unser Engagement und Spenden an Klimaschutzprojekte, wie zum Beispiel die *Schutzgemeinschaft Deutscher Wald e.V.* und der *Oro Verda Tropenwaldstiftung*, zu kompensieren. Mittlerweile ist Junglück® auch offiziell als klimaneutrales Unternehmen zertifiziert [74].

Die Transparenz im Hinblick auf die Aufzählung aller Inhaltsstoffe und deren Wirkung, deren Zusammenspiel sowie der offenkundige Verzicht auf Schad-, Hormon- und unnötige Zusatzstoffe tragen der Verantwortlichkeit gegenüber der Umwelt und dem Endkunden Rechnung. Die vertrauensvolle Zusammenarbeit mit festen Kooperationspartnern ermöglicht uns schließlich auch, langfristig ein Mitspracherecht bezüglich der Anbauweise zu erwirken.

Auf tierische Inhaltsstoffe und Tierversuche wird bei der Herstellung der Produkte ebenfalls verzichtet. Wir arbeiten und produzieren vegan, und zwar in aller Konsequenz. Den veganen Gedanken transportieren wir nicht zuletzt nach außen, indem wir *Ärzte gegen Tierversuche e.V.* finanziell unterstützen.

Alle Junglück® Produkte werden zu Gunsten unseres ökologischen Fußabdrucks in Deutschland produziert. Zusätzlich haben wir dadurch die Möglichkeit, Produktionsstandards festzulegen und dafür zu sorgen, dass sie eingehalten werden.

Abschließend geben wir unsere Produkte freiwillig an unabhängige Institute in Deutschland, damit sie auf Reinheit und Verträglichkeit überprüft werden. So können unsere Kunden immer sicher sein, dass unsere Produkte auch (ent)halten, was wir versprechen.

UNSERE PRODUKTVERSPRECHEN

NACHHALTIGKEIT

VERANTWORTUNG

TRANSPARENZ

VEGAN

NOT TESTED
ON ANIMALS

MADE IN
GERMANY
★★★★★

KLIMANEUTRALES
UNTERNEHMEN

ORIGINAL
06
SEHR GUT
2018
dermatest®

GUT FÜR DICH.
GUT FÜR ALLE.

ÜBER DIE AUTORIN

Die Autorin Esther Witte beschäftigt sich schon seit ihrem Biologiestudium mit diffizilen Fragen des menschlichen Lebens: Von der Gesundheit, über das Verhalten, die Kommunikation und Psychologie bis hin zur Soziologie.

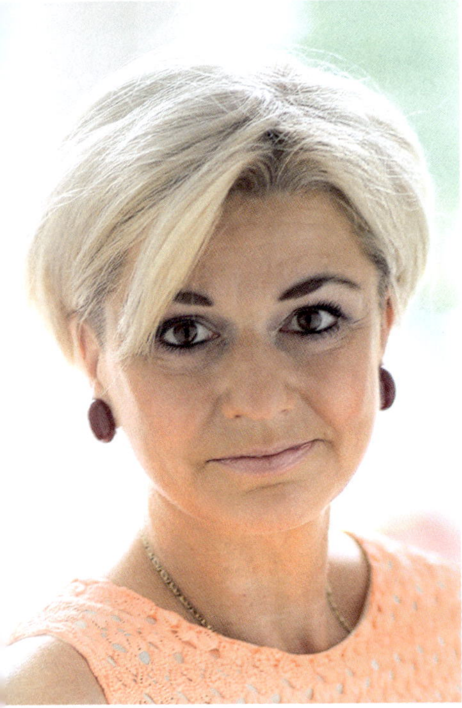

Anfangs arbeitete sie in verschiedenen Bereichen der klinischen Forschung, u.a. als Wissenschaftliche Leiterin eines Auftragsforschungsinstituts in der Schweiz. Während sie in den ersten Jahren mit der Durchführung onkologischer Studien beschäftigt war, wechselte sie 2012 als Qualitätsmanagerin in den Bereich Nahrungsergänzungsmittel, Kosmetika, Medizinprodukte und Diätetika.

2015 machte sie dann ihre Leidenschaft zum Beruf und bündelte ihre Erfahrung, um als freie Redakteurin für verschiedene Gesundheits- und Kosmetikunternehmen in Deutschland und der Schweiz tätig zu werden.

Die sich stets weiterentwickelnde wissenschaftliche Forschung erfordert dabei ein hohes Maß an Aufmerksamkeit, Verständnis und Auffassungsgabe, das jede ihrer Texte zu einer neuen Herausforderung macht.

Insbesondere durch die Fähigkeit des Perspektivenwechsels, versucht sie sich den verschiedenen Themen von allen Seiten zu nähern. Jedes Produkt, jede menschliche Interaktion und medizinische Intervention erfordern, die Themen aus Sicht des Herstellers und der Anwender, der Ärzte und der Patienten, aus gesellschaftspolitischer als auch aus individueller Sicht zu durchleuchten, um möglichst neutral bzw. objektiv bleiben und die Theorie mit der Praxis abgleichen zu können.

Angesichts des zunehmenden Raubbaus an den Ressourcen und der Belastung des menschlichen Organismus mit Schadstoffen, liegt ihr das Thema *„Inhaltsstoffe in Kosmetika"* und die Verfassung dieses Kompendiums besonders am Herzen.

QUELLENANGABEN

[1] EU-Kosmetikverordnung: Verordnung (EG) Nr. 1223 (2009). Zuletzt abgerufen am 06.12.2018 unter: https://eur-lex.europa.eu/LexUriServ/LexUriServ.do?uri=OJ:L:2009:342:0059:0209:de:PDF

[2] BM Trada GmbH Deutschland (2016): Nutzung von Palmöl – Die RSPO-Zertifizierung. Zuletzt abgerufen am 06.12.2018 unter: https://bmtrada.de/rspo-zertifiziertes-palmoel/

[3] Ecowoman: 10 gefährliche Gifte in Kosmetik. Zuletzt abgerufen am 07.12.2018 unter: https://www.ecowoman.de/21-mode-kosmetik/4881-giftige-inhaltsstoffe-in-kosmetik-shampoos-und-cremes-liste-aller-gifte

[4] Dermatest GmbH: https://www.dermatest.de/impressum

[5] Wischstar.de: Was sind Tenside (2015). Zuletzt abgerufen am 07.12.2018 unter: https://www.wisch-star.de/Was-sind-Tenside

[6] Chemie.de: Seife. Zuletzt abgerufen am 06.12.2018 unter: http://www.chemie.de/lexikon/Seife.html

[7] Chemie.de: Tenside. Zuletzt bagerufen am 07.12.2018 unter: http://www.chemie.de/lexikon/Tenside.html

[8] Haas G. & Haas J. (2003): Wenn das Shampoo krank macht: Mensch und Zahn: Gefährliche Mogelpackungen. Zuletzt abgerufen am 07.12.2018: http://www.mensch-und-zahn.de/65501/42118.html

[9] Mizutani T., Mori R., Hirayama M., Sagawa Y., Shimizu K., Okano Y. & Masaki H. (2016): Sodium Lauryl Sulfate Stimulates the Generation of Reactive Oxygen Species through Interactions with Cell Membranes: Journal of Oleo Science. Zuletzt abgerufen am 06.12.2018 unter: https://www.researchgate.net/publication/309819182_Sodium_Lauryl_Sulfate_Stimulates_the_Generation_of_Reactive_Oxygen_Species_through_Interactions_with_Cell_Membranes

[10] Haut.de: Waschaktive Substanzen im Shampoo: Tenside - biologisch abbaubar (2011). Zuletzt abgerufen am 07.12.2018 unter: https://www.haut.de/tenside-biologisch-abbaubar/

[11] Zentrum der Gesundheit.de (2018): Giftstoffe in Körperpflegeprodukten: Sonnencreme: Schutz oder Risiko? Zuletzt abgerufen am 07.12.2018 unter: https://www.zentrum-der-gesundheit.de/sonnencreme-risiko-ia.html

[12] Zentrum der Gesundheit.de (2018): Gesundheit: Gefährliche Sonnencreme mit Nanoteilchen. Zuletzt abgerufen am 07.12.2018 unter https://www.zentrum-der-gesundheit.de/sonnenschutz-mit-nanoteilchen-ia.html

[13] Haut.de (2017): Sonnenschutz: Lichtschutz und Pigmente: Gegen die Schattenseiten der Sonne: Lichtschutzfilter. Zuletzt abgerufen am 07.12.2018 unter: http://www.haut.de/haut/sonnenschutz/lichtschutzfilter-und-pigmente/

[14] Lam C., James J. T., McCluskey R., Arepalli S. & Hunter R. L. (2006): A Review of Carbon Nanotube Toxicity and Assessment of Potential Occupational and Environmental Health Risks. Critical Reviews in Toxicology 36:3.

[15] Green Facts - Facts on health and the environment (2014): Sonnenschutzmittel mit Titandioxid in Nanopartikelform. Gesundheitsrisiken? Zuletzt abgerufen am 07.12 unter: http://copublications.greenfacts.org/de/titandioxid-nanopartikelform/index.htm

[16] Missouri University of Science and Technology. (2012). Sunscreen ingredient may increase skin cancer risk. ScienceDaily. Zuletzt abgerufen am 07.12.2018 unter: www.sciencedaily.com/releases/2012/05/120507131951.htm

[17] Kunisue T., Chen Z., Buck Louis G. M., Sundaram R., Hediger M. L., Sun L. & Kannan K. (2017): Urinary concentrations of benzophenone-type UV filters in U.S. women and their association with endometriosis. Environ Sci Technology: 4624-32. doi: 10.1021/es204415a.

[18] Kunz P. Y., Galicia H. F. & Fent K. (2006): Comparison of in vitro and in vivo estrogenic activity of UV filters in fish. Toxicol Sci. 2006 Apr;90(2):349-61.

[19] Schlumpf M., Schmid P., Durrer S., Conscience M., Maerkel K., Henseler M., Gruetter M., Herzog I., Reolon S., Ceccatelli R., Faass O., Stutz E., Jarry H., Wuttke W. & Lichtensteiger W. (2004): Endocrine activity and developmental toxicity of cosmetic UV filters - an update. Toxicology. 2004 Dec 1;205(1-2):113-22.

[20] Häuser S. & Vengels J.: Der Kosmetik-Check. Hormoncocktail im Badezimmer - BUND-Studie zu hormonell wirksamen Stoffen in Kosmetika. Zuletzt abgerufen am 07.12.2018 unter: https://www.bund.net/fileadmin/user_upload_bund/publikationen/chemie/kosmetik-check_studie.pdf

[21] Prof. Dr. med. Altmeyer P. (2018): Altmeyers Enzyklopädie: Duftstoffe. Zuletzt abgerufen am 07.12.2018 unter:
https://www.enzyklopaedie-dermatologie.de/allergologie/duftstoffe-ubersicht-15116,

[22] Greenpeace: Facts Chemie: Parfüm-Report. Eine Untersuchung von 36 Duft-Produkten auf gefährliche Chemikalien (2005). Zuletzt abgerufen am 07.12.2018 unter: https://www.greenpeace.org/austria/Global/austria/marktcheck/uploads/media/Parfum_Report_2005.pdf

[23] Dr. Pleschka S. (2012): Allergisch auf Düfte: Gesundheitsberatung. Zuletzt abgerufen am 07.12.2018 unter: https://www.ugb.de/allergien-immunsystem/allergisch-auf-duefte/

[24] Allum.de (2014): Deklarationspflichtige Duftstoffe. Zuletzt abgerufen am 07.12.2018 unter: https://www.allum.de/stoffe-und-ausloeser/sanierung/deklarationspflichtige-duftstoffe

[25] Hohmann C. (2006): Coumarin, Gesundheitsrisiko nicht auszuschließen: Pharmazeutische Zeitung.de. Zuletzt abgerufen am 07.12.2018 unter: https://www.pharmazeutische-zeitung.de/ausgabe-442006/gesundheitsrisiko-nicht-auszuschliessen/

[26] Prof. Dr. Schnuch a. (2006): Untersuchung der Bedeutung luftgetragener Kontaktallergene (Typ-IV- Allergene) bei der Entstehung von Kontaktekzemen. Zuletzt abgerufen am 07.12.2018 unter: https://www.umweltbundesamt.de/sites/default/files/medien/419/dokumente/kontaktallergene.pdf

[27] Bfr.bund.de (2008): BfR empfiehlt europaweit einheitliche Regelung für den Einsatz neuer Duftstoffe in kosmetischen Mitteln. Zuletzt abgerufen am 07.12.2018 unter: https://www.bfr.bund.de/cm/343/bfr_empfiehlt_europaweit_einheitliche_regelung_fuer_den_einsatz_neuer_duftstoffe_in_kosmetischen_mitteln.pdf

[28] Klement K. (2018): gesundheit.de: Paraffin. Zuletzt abgerufen am 07.12.2018 unter: https://www.gesundheit.de/wellness/koerperpflege/paraffin

[29] EFSA Journal (2012): Scientific Opinion on Mineral Oil Hydrocarbons in Food: EFSA Panel on Contaminants in the Food Chain (CONTAM). European Food Safety Authority (EFSA), Parma, Italy.

[30] BfR.bund.de (2018): Hochraffinierte Mineralöle in Kosmetika: Gesundheitliche Risiken sind nach derzeitigem Kenntnisstand nicht zu erwarten. Zuletzt abgerufen am 10.12.2018 unter: https://www.bfr.bund.de/cm/343/hochraffinierte-mineraloele-in-kosmetika-gesundheitliche-risiken-sind-nach-derzeitigem-kenntnisstand-nicht-zu-erwarten.pdf

[31] Darbre P. D., Aljarrah A., Miller W. R., Coldham N. G., Sauer M. J. & Pope G. S. (2004): Concentrations of parabens in human breast tumours. J Appl Toxicol. 2004 Jan-Feb;24(1):5-13.

[32] Bfr.bund.de (2011): Verwendung von Parabenen in kosmetischen Mitteln. Zuletzt abgerufen am 10.12.2018 unter: https://www.bfr.bund.de/cm/343/verwendung_von_parabenen_in_kosmetischen_mitteln.pdf

[33] Test.de (2013): Parabene als Konservierungsmittel in Kosmetika: Unnötige Verunsicherung. Zuletzt abgerufen am 10.12.2018 unter: https://www.test.de/Parabene-als-Konservierungsmittel-in-Kosmetika-Unnoetige-Verunsicherung-4590686-0/

[34] Janke S. (2014): Codecheck: Silikon in Kosmetika. Zuletzt abgerufen am 10.12.2018 unter: https://www.codecheck.info/news/Silikon-in-Kosmetika-41056

[35] Bund.net (2015): MIKROPLASTIK und andere Kunststoffe in Kosmetika. Der BUND-Einkaufsratgeber. Zuletzt abgerufen am 10.12.2018 unter: https://www.bund.net/fileadmin/user_upload_bund/publikationen/meere/meere_mikroplastik_einkaufsfuehrer.pdf

[36] Verbraucherzentrale.de (2018): Mikroplastik und Kunststoffe in Kosmetik und im Meer. Zuletzt abgerufen am 10.12.2018 unter: https://www.verbraucherzentrale.de/wissen/umwelt-haushalt/produkte/mikroplastik-und-kunststoffe-in-kosmetik-und-im-meer-26381

[37] Umweltbundesamt (2016): Mikroplastik in Kosmetika - Was ist das? Zuletzt abgerufen am 10.12.2018 unter: https://www.umweltbundesamt.de/themen/mikroplastik-in-kosmetika-was-ist-das

[38] De Sole P., Rossi C., Chiarpotto M., Ciasca G., Bocca B., Alimonti A., Bizzarro A., Rossi C. & Masullo C. (2013): Possible relationship between Al/ferritin complex and Alzheimer's disease. In: Clinical Biochemistry Volume 46, Issues 1–2, January 2013, Pages 89-93.

[39] Drago D., Bettella M., Bolognin S., Cendrin L., Scancar J., Milacic R., Ricchelli F., Casini A., Messori L., Tognon G. & ZAtta P. (2008): Potential pathogenic role of beta-amyloid(1-42)-aluminium complex in Alzheimer's disease. In: Int J Biochem Cell Biol. 2008;40(4):731-46.

[40] Crisponi G., Fanni D., Gerosa C., Nemolato S., Nurchi V. M., Crespo-Alonso M., Lachowicz J. I. & Faa G. (2013): The meaning of aluminium exposure on human health and aluminium-related diseases. Zuletzt abgerufen am 1012.2018 unter: https://www.sciencedirect.com/science/article/pii/S0009912012005784?via%253Dihub#

[41] Linhart C., Talasz H., Morandi E. M., Exley C., Lindner H. H., Taucher S., Egle D., Hubalek M., Concin N. & Ulme H. (2017): Use of Underarm Cosmetic Products in Relation to Risk of Breast Cancer: A Case-Control Study. Zuletzt abgerufen am 10.12.2018 unter: https://www.ebiomedicine.com/article/S2352-3964(17)30233-5/pdf

[42] Mc Grath K. (2003): An earlier age of breast cancer diagnosis related to more frequent use of antiperspirants/deodorants and underarm shaving. Zuletzt abgerufen am 10.12.2018 unter: https://www.ncbi.nlm.nih.gov/pubmed/14639125

[43] Fischer L. (2014): Zeit online.de: Wie gefährlich ist Aluminium aus Nahrung und Deos? Zuletzt abgerufen am 10.12.2018 unter: https://www.zeit.de/wissen/gesundheit/2014-07/aluminium-gesundheitsrisiko

[44] BfR Bund.de (2014): Aluminiumhaltige Antitranspirantien tragen zur Aufnahme von Aluminium bei. Zuletzt abgerufen am 10.12.2018 unter: https://www.bfr.bund.de/cm/343/aluminiumhaltige-antitranspirantien-tragen-zur-aufnahme-von-aluminium-bei.pdf

[45] Hautsachen.de (2015): Verschiedene Alkohole in Kosmetik. Zuletzt abgerufen am 10.12.2018 unter: https://www.hauttatsachen.de/gastbeitrag-verschiedene-alkohole-in-kosmetik/

[46] Meinhardt M. (2012): Kosmetik.org: Alkohol - der harte Alleskönner. Zuletzt abgerufen am 10.12.2018 unter: http://www.kosmetik.org/wirkstoff/alkohol

[47] Hartmann C. (2015): PHTHALAT- UND BISPHENOL A- BELASTUNG IN ÖSTERREICH - Ergebnisse einer Human-Biomonitoring-Studie. In: Umwelt Bundesamt - Perspektiven für Umwelt und Gesellschaft.

[48] Deine Gesundheit.net (2017): Liste: 20 Gefährliche Inhaltsstoffe in Kosmetikprodukten. Zuletzt abgerufen am 10.12.2018 unter: https://deine-gesundheit.net/liste-gefaehrliche-inhaltsstoffe-in-kosmetik/

[49] Chemie.de: Polyethylenglykol. Zuletzt abgerufen am 10.12.2018 unter: http://www.chemie.de/lexikon/Polyethylenglykol.html

[50] Osuna M. A. L., Nichols C., Perry C., Runke S., Krutilina R., Seagroves T. N., Miranda-Carboni G. A. & Krum S. A. (2016): Methylparaben stimulates tumor initiating cells in ER+ breast cancer models. Zuletzt abgerufen am 10.12.2018 unter: https://www.ncbi.nlm.nih.gov/pmc/articles/PMC5338571/

[51] Ye X., Bishop A. M., Needham L. L. & Calafat A. M. (2008): Automated on-line column-switching HPLC-MS/MS method with peak focusing for measuring parabens, triclosan, and other environmental phenols in human milk. Zuletzt abgerufen am 10.12.2018 unter: https://www.ncbi.nlm.nih.gov/pubmed/18602546

[52] Ye X., Bishop A. M., Reidy J. A., Needham L. L. & Calafat A. M. (2006): Parabens as urinary biomarkers of exposure in humans. Zuletzt abgerufen am 10.12.2018 unter: https://www.ncbi.nlm.nih.gov/pubmed/17185273

[53] Prof. Dr. med. Altmeyer P. (2018): Altmeyers Enzyklopädie: Polyethylenglykol. Zuletzt abgerufen am 10.12.2018 unter: https://www.enzyklopaedie-dermatologie.de/dermatologie/polyethylenglykol-15297

[54] Bund.de: REACH: Das Chemikaliengesetz für Europa. Zuletzt abgerufen am 10.12.2018 unter: https://www.bund.net/chemie/chemikalienpolitik/reach/

[55] Rösemeier-Buhmann J.: Nachhaltig leben.ch: Auch in Sonnencreme: Oft enthält Kosmetik schädliche Phthalate. Zuletzt abgerufen am 10.12.2018 unter: https://www.nachhaltigleben.ch/kosmetik/zusatzstoffe/phthalate-weichmacher-in-vielen-kosmetik-produkten-ist-ungesund-3156

[56] Zentrum der Gesundheit (2018): GIFTSTOFFE IN KÖRPERPFLEGEPRODUKTEN: Diabetes durch Phthalate in Kosmetika. Zuletzt abgerufen am 10.12.2018 unter: https://www.zentrum-der-gesundheit.de/diabetes-durch-phthalate-in-kosmetika-ia.html

[57] VKI.at (2017): Kosmetika: Chemikalien, die wie Hormone wirken. Zuletzt abgerufen am 10.12.2018 unter: https://vki.at/hormoninfo

[58] Blount B. C., Silva M. J., Caudill S. P., Needham L. L., Pirkle J. L., Sampson E. J., Lucier G. W., Jackson R. J. & Brock J. W. (2000): Levels of Seven Urinary Phthalate Metabolites in a Human Reference Population. In: Environmental Health Perspectives. Zuletzt abgerufen am 11.12.2018 unter: https://www.ncbi.nlm.nih.gov/pmc/articles/PMC1240132/pdf/ehp0108-000979.pdf

[59] Koch H. M., Drexler H. & Angerer J. (2003): An estimation of the daily intake of di(2-ethylhexyl)phthalate (DEHP) and other phthalates in the general population. Zuletzt abgerufen am 11.12.2018 unter: https://www.ncbi.nlm.nih.gov/pubmed/12708228

[60] Umweltbundesamt - Für Mensch und Umwelt (2007): Phthalate - Die nützlichen Weichmacher mit den unerwünschten Eigenschaften. Zuletzt abgerufen am 11.12.2018 unter: https://www.umweltbundesamt.de/sites/default/files/medien/publikation/long/3540.pdf

[61] Duty S. M., Singh N. P., Silva M. J., Barr D. B., Brock J. W., Ryan L., Herrick R. F., Christiani D. C. & Hauser R. (2003): The Relationship between Environmental Exposures to Phthalates and DNA Damage in Human Sperm Using the Neutral Comet Assay. In: Environmental Health Perspectives. Zuletzt abgerufen am 11.12.2018 unter: https://www.ncbi.nlm.nih.gov/pmc/articles/PMC1241569/pdf/ehp0111-001164.pdf

[62] Brigham and Women's Hospital (2012): Chemicals in personal care products -- phthalates -- may increase risk of diabetes in women. Zuletzt abgerufen am 11.12.2018 unter: www.sciencedaily.com/releases/2012/07/120713083103.htm

[63] Medicalnewstoday.com (2012): Risk Of Diabetes In Women May Be Increased By Chemicals In Personal Care Products. Zuletzt abgerufen am 11.12.2018 unter: https://www.medicalnewstoday.com/releases/247852.php

[64] GREENPEACE: Dauergifte in der Umwelt - Phthalate. Zuletzt abgerufen am 11.12.2018 unter: http://www.greenpeace.org/switzerland/Global/austria/dokumente/Factsheets/umweltgifte_phthalate.pdf

[65] Dr. Lautenschläger H. (2009): Vergällungsmittel in Kosmetika - Gesundheit ist zweitrangig. In: Kosmetische Praxis. Zuletzt abgerufen am 11.12.2018 unter: http://www.dermaviduals.de/cms/upload/Publikationen_deutsch/KP-05-09-Alkohol.pdf

[66] Cancer Prevention Coalition (2002): Phthalate und andere krebserregende Inhaltsstoffe in Kosmetika. Zuletzt abgerufen am 11.12.2018 unter: https://www.zentrum-der-gesundheit.de/pdf/diabetes-durch-phthalate-in-kosmetika-ia-04.pdf

[67] Bundesinstitut für Risikobewertung (2013): Fragen und Antworten zu Phthalat-Weichmachern - FAQ des BfR und des Umweltbundesamtes (UBA). Zuletzt abgerufen am 11.12.2018 unter: https://mobil.bfr.bund.de/cm/343/fragen-und-antworten-zu-phthalat-weichmachern.pdf

[68] Amazingway (2006): Gefährliche Inhaltsstoffe in Pflegeprodukten und Kosmetika - Schadstofftest. Zuletzt abgerufen am 11.12.2018 unter: http://www.amazingway.de/docs/Schadstofftest.pdf

[69] Verbraucherzentrale (2018): Kosmetik: Inhaltsstoffe, Kennzeichnung und unerwünschte Wirkungen. Zuletzt abgerufen am 11.12.2018 unter: https://www.verbraucherzentrale.de/wissen/umwelt-haushalt/produkte/kosmetik-inhaltsstoffe-kennzeichnung-und-unerwuenschte-wirkungen-26338

[70] Lorenzen M. (2013): Inhaltsstoffe in Kosmetik. Wie wir uns täglich selbst vergiften. Welche Stoffe hormonell wirken. Zuletzt abgerufen am 11.12.2018 unter: https://www.wiwo.de/technologie/forschung/inhaltsstoffe-in-kosmetik-welche-stoffe-hormonell-wirken/8614950-2.html

[71] Gesundheitstabelle (2018): Gifte in Kosmetika.Zuletzt abgerufen am 11.12.unter: https://www.gesundheitstabelle.de/index.php/schadstoffe-gifte/gifte-kosmetika

[72] Inhaltsstoffe Kosmetik: Wenn Kosmetik krank macht! Bedenkliche und schädliche Inhaltstoffe in Kosmetik. Zuletzt abgerufen am 11.12.2018 unter: http://www.inhaltsstoffe-kosmetik.info/Downloads/Liste_gefaehrliche_Inhaltsstoffe_kurz.pdf

[73] Hautschutzengel: Bedenkliche Inhaltsstoffe. Zuletzt abgerufen am 11.12.2018 unter: https://www.hautschutzengel.de/bedenkliche-inhaltsstoffe.html

[74] Climate-extender.de (2018): Junglück - Klimaneuratels Unternehmen. Abzurufen unter: (http://climate-extender.de/klimaneutrales-unternehmen/tma-germany-gmbh-junglueck/DE-1948-0928

JUNGLÜCK

2. Auflage, 2019

Autorin: Esther Witte
Gestaltung & Illustration: Toni Meisel
Lektorat, Korrektorat: Christina Wallner & Johann Ernst

Verlag: TMA Germany GmbH, Nördliche Münchner Straße 47,
82031 Grünwald (bei München)

Printed in Germany

ISBN 978-3-9820579-0-3

www.junglück.de

FSC
www.fsc.org
MIX
Papier aus verantwortungsvollen Quellen
FSC® C113519

Es wurde für dieses Buch nur Papier aus verantwortungsvoller, nachhaltiger Waldwirtschaft verwendet. Hierfür steht das FSC Zertifikat.